Martin, Noschinski, Reglin
Immunreaktionen gegen Nahrungsmittel

Michael Martin
Dirk-Rüdiger Noschinski
Felicitas Reglin

Immunreaktionen gegen Nahrungsmittel

Pathomechanismen und klinische Bedeutung der IgE- und IgG-vermittelten Unverträglichkeitsreaktionen

Ralf Reglin Verlag Köln

Bibliografische Information der Deutschen Bibliothek

Die Deutsche Bibliothek verzeichnet diese Publikation in der Deutschen Nationalbibliografie; detaillierte bibliografische Daten sind im Internet über http://dnb.ddb.de abrufbar.

Autoren:

Michael Martin
Dirk-Rüdiger Noschinski
Felicitas Reglin

Wichtiger Hinweis: Alle in diesem Buch enthaltenen Angaben, Daten, Ergebnisse usw. wurden von den Autoren nach bestem Wissen erstellt und von ihnen und dem Verlag mit größter Sorgfalt überprüft. Gleichwohl sind Fehler nicht vollständig auszuschließen. Daher erfolgen die Angaben usw. ohne jegliche Verpflichtung oder Garantie des Verlages oder der Autoren. Beide üben deshalb keinerlei Verantwortung oder Haftung für etwaige inhaltliche Unrichtigkeiten aus. Jeder Benutzer ist angehalten, durch sorgfältige Prüfung der Beipackzettel der verwendeten Präparate und gegebenenfalls nach Konsultation eines Spezialisten festzustellen, ob die dort gegebene Empfehlung für Dosierungen oder die Beachtung von Kontraindikationen gegenüber der Angabe in diesem Buch abweicht. Eine solche Prüfung ist besonders wichtig bei selten verwendeten Präparaten oder solchen, die neu auf den Markt gebracht worden sind. Jede Dosierung oder Applikation erfolgt auf eigene Gefahr des Benutzers.

Grafik, Satz und Layout: R. Reglin
Lektorat: Felicitas Reglin
Druck: Druckerei Krieser & Reglin, Köln
Printed in Germany

Vorwort

Nicht jedes Lebensmittel, das gut schmeckt, ist im Einzelfall auch bekömmlich. Hinter einer solchen Unverträglichkeit kann sich ein komplexes immunologisches Geschehen verbergen, welches in der Regel als Nahrungsmittelallergie bezeichnet wird. Immunreaktionen gegen Nahrungsmittel können vielfältige Ursachen haben und v.a. im Zusammenhang mit einer erhöhten Darmpermeabilität auftreten. Die Symptomatik von Antikörper-vermittelten Nahrungsmittelunverträglichkeiten stellt sich höchst unterschiedlich dar und beschränkt sich nicht ausschließlich auf den Magen-Darm-Trakt. Darüber hinaus steht sie nicht unbedingt in unmittelbarem zeitlichen Zusammenhang zur Aufnahme des betreffenden Nahrungsmittels. Die korrekte Diagnose wird daher häufig um Jahre verzögert.

Immunreaktionen gegen Nahrungsmittel können sich zudem aufgrund ihrer entzündlichen Komponente nachteilig auf den Verlauf anderer chronischer Erkrankungen auswirken. Ihre Diagnose und Therapie ist damit aus mehreren Gründen von erheblicher praktischer Relevanz.

Um eine Antikörper-vermittelte Unverträglichkeitsreaktion sicher zu erfassen, bedarf es mehr als der Detektion von IgE-Antikörpern. Moderne Laborparameter bieten heute jedem Behandler die Möglichkeit, Ursachen und Auslösern dieser immunologischen Störungen auf die Spur zu kommen. Neben Parametern zur Erfassung von Permeabilitätsstörungen der Darmmukosa spielt dabei auch die Bestimmung der unterschiedlichen IgG-Antikörper eine Rolle. Lange Zeit von der Schulmedizin als unwissenschaftlich abgetan und auch heute noch kontrovers diskutiert, sprechen mittlerweile sowohl die Erfahrungen der Therapeuten als auch wissenschaftliche Studien zunehmend für die Beteiligung von IgG-Antikörpern an Unverträglichkeitsreaktionen gegen Nahrungsmittel.

In der Therapie Antikörper-vermittelter Unverträglichkeitsreaktionen gegen Nahrungsmittel kommt der Ernährung eine grundlegende Rolle zu. Dabei geht es allerdings nicht nur darum, das oder die für die Unverträglichkeit verantwortlichen Lebensmittel wegzulassen. Nahrung bzw. genauer gesagt spezielle in ihr enthaltene Vital- oder Nährstoffe sind auch in der Lage, durch ihre immunmodulierenden, mukosaprotektiven und antientzündlichen Eigenschaften relevante pathogenetische Faktoren der Unverträglichkeitsreaktion und damit das Krankheitsbild insgesamt günstig zu beeinflussen.

Das vorliegende Buch befasst sich ausführlich mit all diesen Aspekten. Es gliedert sich in drei Teile. Im ersten Teil wird die Entstehung von Immunreaktionen gegen Nahrungsmittel mit ihren zahlreichen Einflussfaktoren beleuchtet. Der zweite Teil konzentriert sich auf die IgG-vermittelten Unverträglichkeitsreaktionen und damit assoziierte Krankheitsbilder. Im dritten Teil werden Vital- und Nährstoffe beschrieben, die aufgrund ihrer speziellen Eigenschaften bei Antikörper-vermittelten Unverträglichkeitsreaktionen eingesetzt werden oder deren Anwendung hierfür zu diskutieren ist.

Das Buch soll dazu beitragen, das Verständnis für die umfassenden pathophysiologischen Vorgänge, die bei Immunreaktionen gegen Nahrungsmittel im Organismus ablaufen, zu verbessern, um darauf aufbauend die geeigneten diagnostischen und therapeutischen Maßnahmen treffen zu können. Gleichzeitig soll es einen Überblick über aktuelle Erkenntnisse auf diesem Gebiet liefern.

Köln, im Dezember 2006

Michael Martin
Dirk-Rüdiger Noschinski
Felicitas Reglin

Inhalt

A

Pathomechanismen

Michael Martin

A Pathomechanismen

1 Einleitung

Entgegen der weit verbreiteten Meinung werden Lebensmittelunverträglichkeiten nicht nach allergischen bzw. nichtallergischen Reaktionen unterschieden, sondern gemäß der *Europäischen Akademie für Allergologie und klinische Immunologie* in toxische und nichttoxische Reaktionen gegliedert. Toxische Reaktionen wären demnach beispielsweise Histaminvergiftungen nach Genuss von verdorbenem Fisch, Intoxikationen durch Giftpilze oder Staphylokokkentoxine (Lebensmittelvergiftungen). In die Gruppe der nichttoxischen Reaktionen fallen die immunologisch-allergischen Reaktionen, wobei hier alle vier Allergietypen vorkommen können, sowie die nichtimmunologischen Reaktionen, die als Lebensmittelintoleranzen, z. B. im Sinne der Laktose- oder Fruktoseunverträglichkeit, bezeichnet werden.

In Abb. 1 wird zunächst zwischen *immunologischer Intoleranz* (Allergie) und *immunologischer Toleranz* (nicht allergisch) unterschieden und die Differenzierung

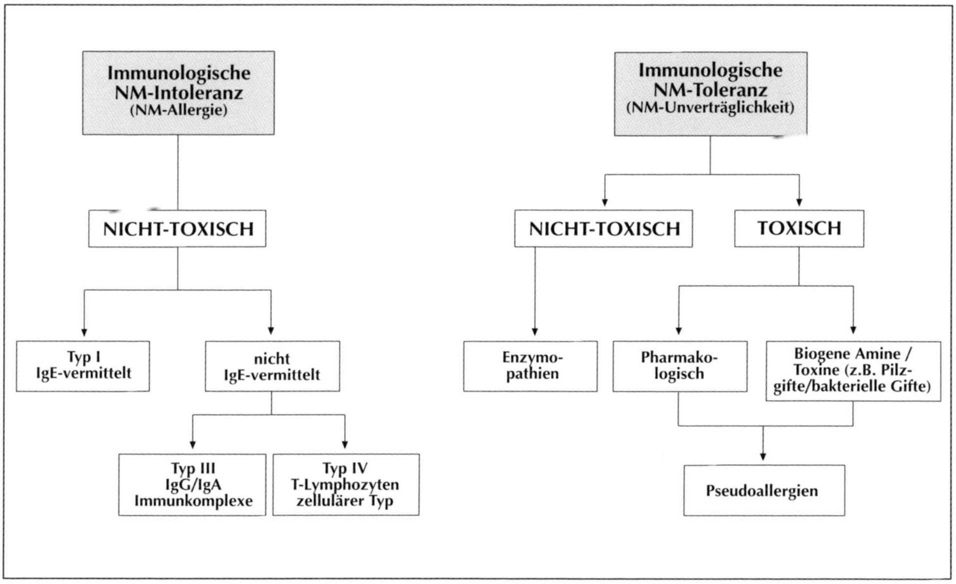

Abb. 1: Immunologische Nahrungsmittelintoleranz und -toleranz

zwischen *toxisch* und *nicht-toxisch* ausschließlich in der Gruppe *immunologische Toleranz* vollzogen. Es versteht sich von selbst, dass die Nahrungsmittelallergie resp. die Enzymopathien den nicht-toxischen Reaktionen zuzurechnen sind. Unter dem Begriff *Unverträglichkeitsreaktionen* lassen sich alle dargestellten Reaktionsformen subsumieren.

So oder so werden schematische Einteilungen dem praktischen Alltag eher selten gerecht, da nichtimmunologische Unverträglichkeiten durchaus Promotor für immunologische Unverträglichkeiten sein können (Abb. 2).

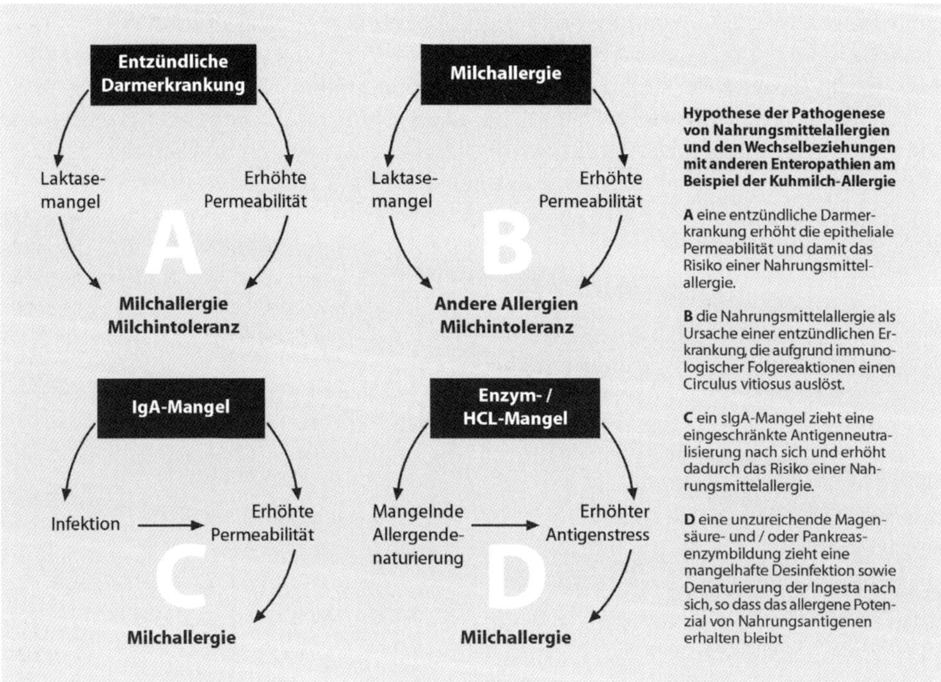

Abb. 2: Hypothese der Pathogenese von Nahrungsmittelallergien und den Wechselwirkungen mit anderen Enteropathien am Beispiel der Kuhmilchallergie (mod. nach Mygind N et al., 1998)

Während hinsichtlich der allergischen Unverträglichkeiten die klinische Relevanz von IgE-vermittelten Reaktionen außer Frage steht, wird über die Bedeutung von spezifischen IgG-Antikörpern gegen Nahrungsmittel gestritten, wobei bereits durch die oftmals legere Verwendung der Begriffe Allergie, Unverträglichkeit, Überempfindlichkeit, Intoleranzen oder Intoxikationen die ersten Missverständnisse entstehen müssen. Gegenwärtig nimmt die Ablehnung entsprechender Testverfahren groteske Ausmaße an, fühlen sich doch inzwischen sogar Verbraucherschutzverbände dazu berufen, als Sprachrohr der Allergologen zu dienen und ermuntern die Patienten, die Honorierung für bereits durchgeführte Tests zu verweigern.

Man kann sich des Eindrucks nicht erwehren, dass subjektive Interessen der unterschiedlichsten Art einer offenen und dem wissenschaftlichen Anliegen verpflichtenden Betrachtungsweise über Wert und Unwert einer Methode entgegenstehen und eine rein traditionelle Denkweise den Blick für neue Wege nicht gerade erleichtert.

Ungeachtet der ablehnenden Haltung der Allergologen gegenüber der klinischen Bedeutung von IgG- bzw. IgG_4- Nahrungsmittelantikörpern wächst aufgrund der überzeugenden Resultate am Patienten die Gruppe der Anwender von Jahr zu Jahr, wobei zeitweise noch Uneinigkeit über die zu untersuchenden IgG-Subklassen (IgG_1 IgG_2, IgG_3, IgG_4) besteht. Einige Anwender geben der Ermittlung von IgG_4-spezifischen Antikörpern den Vorrang, andere bevorzugen Tests, bei denen die Reaktionen aller vier IgG-Subklassen erfasst werden.

Aus diesem Grund soll mit der nachfolgenden Arbeit die Pathogenese der immunologischen, antikörpervermittelten Reaktionen beleuchtet werden. Es soll hier versucht werden, an Hand der heute bekannten Daten mögliche Mechanismen zur Entstehung von Immunreaktionen gegen Nahrungsantigene darzulegen und dem Leser eine Hilfestellung zur persönlichen Einschätzung der klinischen Relevanz zu geben.

2 Grundsätzliches zu Nahrungsmittelallergien

Als Nahrungsmittelallergien werden Unverträglichkeitsreaktionen bezeichnet, die auf immunologischen Mechanismen basieren. Allerdings ist der Nachweis von spezifischen allergischen Reaktionsmustern bzw. der morphologische Nachweis von „Allergiezellen" bei gastrointestinalen Allergien nicht immer einfach. Nahrungsmittel enthalten eine große Anzahl verschiedenster Allergene, auf die das Immunsystem reagieren kann. Obwohl durch die Einwirkung von Magensäure und Verdauungsenzymen üblicherweise die allergene Potenz der Nahrungsantigene verloren geht, kann sich in einigen seltenen Fällen die Immunreaktion auch gegen Metaboliten diverser Nahrungssubstrate richten, die durch die Einwirkung der Verdauungsprozesse entstehen (Wüthrich). In diesen Fällen sind gegen die noch nicht verdauten Nahrungsmittel keine positiven Reaktionen resp. Testergebnisse nachweisbar.

Darüber hinaus beruhen Überempfindlichkeitsreaktionen auf unterschiedlichen Immunmechanismen, die jeweils nur eigenen diagnostischen Verfahren zugänglich sind. So rechtfertigt der Ausschluss einer IgE-vermittelten Reaktion nicht die Aussage, dass keine Immunreaktionen gegen Nahrungsmittel vorliegen. Ferner kann durch Erschöpfung der Antikörper bzw. der Mastzellmediatoren im Anschluss an eine akute allergische Reaktion eine Refraktärphase eintreten, in welcher das eindeutig allergene Nahrungsmittel toleriert wird.

In der täglichen Praxis ist es also nicht immer einfach zu erkennen, ob und wenn ja, welcher Allergietyp nach Coombs und Gell vorliegt. Pathogenetisch können alle immunologischen Reaktionstypen (I-IV) allein oder in Kombination beteiligt sein.

2.1 Allergische Reaktionen durch Triggerfaktoren

Ein weiterer Aspekt, der die Beurteilung von Nahrungsmittelallergien erschwert, ist das Phänomen, dass bei manchen Patienten der isolierte Kontakt mit dem unverträglichen Nahrungsmittel keine Reaktionen hervorruft, dafür aber in Kombination mit anderen Einflüssen. D.h. ein allergenes Nahrungsmittel alleine zieht keine Immunreaktion nach sich, aber sehr wohl die Kombination mit einer weiteren Noxe. So können beispielsweise bestimmte Substrate wie Acetylsalicylsäure, Alkohol oder scharfe Gewürze die Tight-junctions der Intestinalmukosa fragmentieren und so den Durchlässigkeitsgrad der Darmbarriere erhöhen. In Folge löst der erhöhte Antigeneinstrom in die immunaktiven Bereiche der Darmwand (Lamina propria) Abwehrkaskaden und Sensibilisierungsmechanismen aus.

2.2 Interpretation der Testergebnisse

Eine isolierte Interpretation der Testergebnisse ist nicht möglich. Weder die klinische Symptomatik von Nahrungsmittelallergien ist aufgrund der verwirrenden Vielfalt (Tab. 1) leicht zu durchschauen, noch die Untersuchungsergebnisse, vor allem bei Patienten mit Multiallergien. Einige Autoren räumen positiv ausgetesteten Allergenen nur dann eine Bedeutung ein, wenn sich mittels einer gezielten Provokation entweder eine klinische Symptomatik auslösen lässt oder unter endoskopischer Sicht eine lokale Reaktion der intestinalen Schleimhaut beweisen lässt. Hier gilt aber zu bedenken, dass verzögerte Reaktionen in diesem Zusammenhang nicht nachweisbar sein werden. Darüber hinaus ist bezüglich der klinischen Symptome zu berücksichtigen, dass sich die Immunreaktionen nicht zwingend als eindeutiges Beschwerdebild äußern müssen. Kommt es im Rahmen von lokalen Immunreaktionen im Bereich der Mukosa zu einer Permeabilitätsstörung, so wird

Bleibt die Reaktion auf oberflächliche Kompartimente der Mukosa beschränkt, ist der Prozess zunächst nur fäkalen Parametern wie alpha-1-Antitrypsin, Calprotectin, Lysozym diagnostisch zugänglich.

Tab. 1: Hinweisende Symptome und Befunde bei Nahrungsmittelallergien

Notfälle	Haut	Respirationstrakt	Gastrointestinaltrakt	Zentrales Nervensystem	Verschiedenes
Anaphylaktische Reaktionen akutes Kreislaufversagen Erstickungsanfall Quincke-Ödem	Dermatitis Neurodermitis lokale Hautödeme Urtikaria / Juckreiz	zeitweilige Dyspnoe Stridor seröse Rhinitis Asthma	Diarrhoe unklare Bauchbeschwerden / Völlegefühl intestinale Koliken/ Übelkeit Erbrechen Colitis ulcerosa Meteorismus	migräneartiger Kopfschmerz Leistungsabfall / Schwächezustände / Antriebslosigkeit Müdigkeit Gereiztheit Affektive Störungen Konzentrationsstörungen Schwindel	Augentränen Gaumen- und Zungenbrennen Gelenkschmerzen Muskelschmerzen Lymphknotenschwellungen Verschlechterung anderer allergischer Erkrankungen

sich hier nicht zwingend ein Symptom provozieren lassen. Der bei diesem Beispiel möglicherweise entstehende Immunstress im Bereich der Darmschleimhautbarriere wird sich zu anderen Zeiten mit anderen klinischen Erscheinungen zeigen. Gerade die Langzeitbelastung des Immunsystems oder der mukosalen Barriere ist mit den üblichen Routineverfahren der Kassenmedizin kaum nachweisbar.

Darüber hinaus stellt sich die Frage, ob eine nachgewiesene Immunreaktion gegen Nahrungsmittelbestandteile nur ein Epiphänomen einer anderen, primären Störung darstellt, die es zu erkennen gilt. Welche Rolle spielt die eben erwähnte intestinale Permeabilitätsstörung oder ein erniedrigter sIgA-Spiegel; welche Rolle spielt eine exokrine Pankreasinsuffizienz oder ein Magensäuremangel und was trägt letztlich psychischer Stress zur Problematik bei? Spätestens an dieser Stelle wird deutlich, dass ein monokausales Diagnoseregime unzulänglich ist.

2.3 Der Ausbreitungsgrad der Reaktion entscheidet über die Manifestationsebenen

Die korrekte Einschätzung der klinischen Relevanz einer Nahrungsmittelallergie hängt von dem Ausbreitungsgrad in die unterschiedlichen Manifestationsebenen der Erkrankung ab (Abb. 3). *Raithel* et al. differenzieren dabei entsprechend der Länge des Intestinums eine *Längsausdehnung* von einer *Tiefenausdehnung*. Systemische Beschwerden sind nach diesem Modell in Abhängigkeit von einer zunehmenden Tiefenausdehnung zu erwarten. Bleibt die Reaktion nur auf die mukosale Barriere beschränkt, werden zunächst kaum systemische Reaktionen, die mit entsprechenden

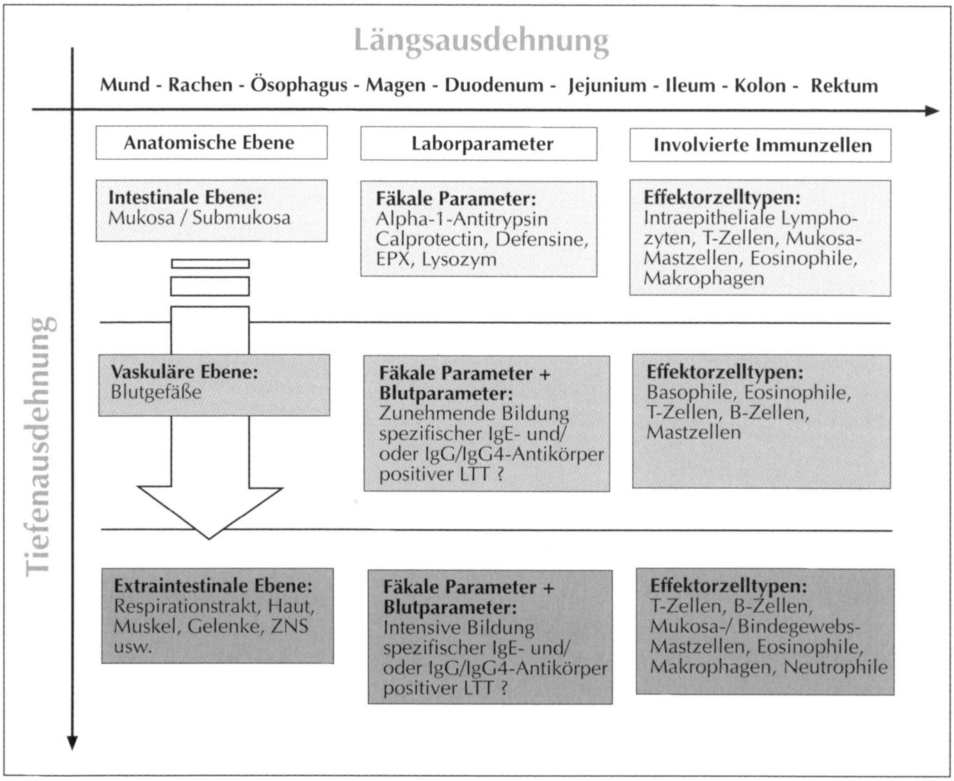

Abb. 3. Manifestationsvariablen des allergischen Immunprozesses. Der allergische Krankheitsprozess kann sich in verschiedenen Organ-Kompartimenten (intestinal – vaskulär – extraintestinal) isoliert oder in Kombination manifestieren. In jedem Organkompartiment finden sich bestimmte Effektorzelltypen (involvierte Immunzellen), die die organspezifischen allergischen Reaktionen vermitteln. Aus der Vielzahl dieser verschiedenen Reaktionsmöglichkeiten an den betroffenen Organen oder Organabschnitten ergibt sich das typischerweise bunte Bild der Nahrungsmittelallergien. (mod. n. Raithel, 2001)

Veränderungen der Blutparameter einhergehen, nachweisbar sein. Erreicht der Prozess im Rahmen seiner Ausdehnung tiefere Schleimhautkompartimente wie die immunaktive Lamina propria und übersteigt eine gewisse Intensität, entwickeln sich nahrungsmittelspezifische Immunphänomene, die nun auch der Blut- bzw. Serumdiagnostik zugänglich sind (IgE-RAST, nahrungsspezifische IgG/IgG_4-Tests, LTT). In diesem Stadium wird der Patient auch über unspezifische, periphere bzw. systemische Beschwerden klagen. Die allergischen Symptome können sich sofort (Minuten bis zu einer Stunde), verzögert (mehrere Stunden) oder spät (einige Tage) nach Allergenaufnahme bemerkbar machen, wobei alle immunologischen Reaktionstypen allein oder in Kombination auftreten können.

Diagnostisch am besten objektivierbar sind die IgE-vermittelten Reaktionen, insbesondere die oralen Reaktionen, wie sie im Rahmen von Kreuzreaktionen des Pollenallergikers häufig auftreten (s. dort).

3 Immunologische Grundlagen

3.1 Toleranzentwicklung gegenüber Nahrungsmitteln

Das fetale Lymphozytensystem muss sich ab ca. der 20. Schwangerschaftswoche mit diaplazentar transportierten Antigenen auseinandersetzen. Damit ist gewährleistet, dass der Fetus auf Umweltantigene und Nahrungsmittelbestandteile in der Muttermilch vorbereitet ist, die unmittelbar nach der Geburt aufgenommen werden. D. h. die Mutter überträgt diaplazentar Nahrungsmittelbestandteile in den fetalen Kreislauf, so dass über diese intrauterine Bahnung die Toleranz gegenüber diesen Nahrungsmitteln aktiv trainiert wird. Dieser Toleranzprozess ist physiologisch und findet unabhängig vom Allergie-Risiko statt. Dabei kommt es im Verlauf sogar zur Ausbildung ganz geringer IgE-Antikörper, die dann aber in der postnatalen Periode wieder abgeschaltet werden.

Bei Kindern, die mit einer atopischen Diathese geboren werden, kann die Toleranzentwicklung so nachhaltig gestört sein, dass Unverträglichkeitsreaktionen auch gegenüber der Muttermilch entstehen. Untersuchungen belegen, dass gestillte Kinder atopischer Mütter Sensibilisierungen aufweisen, die mit denen ihrer Mütter assoziiert sind. Aus der Muttermilch konnten entsprechende immunologisch aktive Substanzen isoliert werden. So lässt sich die häufig geschilderte Beobachtung, dass Muttermilch ein Krankheitsbild wie z. B. Neurodermitis negativ zu beeinflussen scheint, wissenschaftlich untermauern. Bei Säuglingen mit schwerer Neurodermitis kann es schlimmstenfalls notwendig werden, abzustillen. Zunächst aber sollte die Mutter ca. zehn Tage lang auf Kuhmilch, Hühnerei, Fisch, Weizen, Roggen, Gerste, Soja und Kiwi verzichten. Bessert sich das Krankheitsbild des Kindes, soll die Diät unter orthomolekularer Nahrungsergänzung fortgesetzt werden. Andernfalls kann nur der Verzicht auf Muttermilch und die Gabe einer hypoallergenen Hydrolysatnahrung helfen.

Die Entwicklung einer oralen Toleranz in den ersten Lebensmonaten wird von Interleukin 10, einem maßgeblichen Zytokin zur Stabilisierung einer physiologischen Immunsuppression, moduliert. Eine unzureichende IL10-Induktion erhöht demnach das Risiko für allergische Reaktionen gegen Nahrungsmittel. *Zittermann et al.* konnten in einer Studie einen Zusammenhang zwischen Vitamin D und der Höhe des IL10-Spiegels dokumentieren. Es konnte gezeigt werden, dass bei Kindern, die im

Sommer geboren wurden und dementsprechend eine bessere Vitamin-D-Versorgung aufwiesen, höhere IL10-Spiegel nachweisbar waren als bei „Winter-Kindern“. Die „Sommer-Kinder“ zeigten erwartungsgemäß ein niedrigeres Atopie-Risiko.

3.2 Orale Toleranz

Nach heutigem Verständnis wird die oral induzierte Toleranz (oT) durch ein komplexes Zusammenspiel immunregulatorischer Mechanismen vermittelt, wobei die von T-Lymphozyten auf mukosaler und peripherer Ebene sezernierten Zytokine eine zentrale Rolle spielen (s. unter Die Bedeutung der Th_1/Th_2-Balance).

Für die Entwicklung einer oralen Toleranz sind die Langerhans-Zellen der Mundschleimhaut von besonderer Bedeutung, da sie über ein spezielles Muster von Oberflächenmolekülen verfügen und auch bei Nicht-Atopikern eine besondere Form von IgE-Rezeptoren exprimieren. Diese Rezeptoren binden das Immunglobulin mit sehr hoher Affinität. Bei Allergikern mit erhöhten IgE-Spiegeln ist die Expression der Rezeptoren besonders ausgeprägt. Wahrscheinlich entfaltet auch die sublinguale Immuntherapie, bei der unterschiedlich verdünnte Antigenmischungen verabreicht werden, ihre Wirksamkeit a) über Modulation dieser Zellen und b) über vermehrte Sekretion immunsuppressiver Zytokine aus spezialisierten T-Zellen. So entwickelt sich letztlich eine Toleranzinduktion gegenüber dem applizierten Allergen (s. a. TH_3- und TR_1-Lymphozyten: Wächter der Toleranz).

3.3 Die Darmschleimhaut

Das Darmschleimhautsystem, oder genauer, das Mukosa-assoziierte Darmwandlymphatikum (MALT), ist das größte körpereigene immunkompetente System und leistet entscheidende lokale und systemische Abwehr- und Kontrollfunktionen. Nirgendwo sonst im oder am Körper findet ein intensiverer Kontakt zwischen Organismus und exogenen Stoffen statt. Da nicht nur wünschenswerte Nahrungsbestandteile das Darmrohr passieren, sondern auch massenhaft verschiedene Toxine, Parasiten, Pilze, Viren und Bakterien sowie deren Stoffwechselausscheidungen mit der Darmschleimhaut in Berührung kommen, muss einem solchen „Dauerangriff“ eine leistungsstarke Schutzbarriere entgegengestellt werden: der Mukosablock. Er fungiert als mechanische und immunologische Schutzbarriere. Vornehmlich werden so potenzielle Antigene mit Hilfe von sIgA neutralisiert, bevor sie mit der Schleimhaut reagieren bzw. diese durchdringen und/oder Entzündungsprozesse im Bereich der Darmschleimhaut in Gang setzen.

Allerdings gilt zu beachten, dass eine funktionsfähige Schutzleistung des MALT nicht angeboren ist, sondern im Sinne einer werdenden Funktion durch Reifung bzw. Erfahrung nach der Geburt erst entwickelt werden muss. In Verbindung mit dem ebenso unreifen Immunsystem (physiologisches sIgA-Defizit) besteht für Säuglinge daher ein erhebliches Sensibilisierungsrisiko. Durch zu frühe Gaben hochallergener Kost (z. B. Kuhmilch, Soja- oder Hühnerei-Proteine) wird dieses Risiko erheblich verstärkt. Durch Reifung der Mukosa und des Immunsystems während der ersten 24 Lebensmonate nimmt das Sensibilisierungsrisiko dann stetig ab. In diesem Zusammenhang ist von therapeutischem Interesse, dass der probiotische Keimstamm Lactobacillus casei signifikant das Allergisierungsrisiko durch Abdichtung der Mukosa senkt (s. a. Weichenstellung im Säuglings- und Kleinkindalter).

3.4 Enterozyten und Tight-junctions: die mechanische Barriere

Die eigentliche Aufnahme von Molekülen und Antigenstrukturen erfolgt nach Überwindung der Schleimschicht über drei Kompartimente: durch die M-Zellen (Antigenaufnahme), durch die Enterozyten hindurch (zelluläre Permeabilität) und durch die Schlussleisten (tight junctions) hindurch (parazelluläre Permeabilität). Tight junctions entsprechen der *Zonula occludens,* dem Bereich, der die Verkittung der einzelnen Enterozyten miteinander bewerkstelligt. Der Zellverband der Enterozyten wird erst durch die geringe Durchlässigkeit seiner Schlussleisten zur funktionierenden Barriere. Die Abdichtung durch die Schlussleisten ist allerdings keineswegs so vollständig wie ihr Name suggeriert, sondern übernimmt spezielle Transportaufgaben. Je nach Verhältnis zwischen parazellulärer zu transzellulärer Permeabilität werden „Dichtigkeit" oder „Leckheit" des abgrenzenden Epithels unterschieden.

Tight junctions bestehen aus verschiedenen transmembranalen Proteinen (Occludin, JAM, verschiedene Claudine). Bisher konnten 24 verschiedene Claudine differenziert werden, denen unterschiedliche Funktionen zukommen. Es konnte gezeigt werden, dass die Ionendurchlässigkeit der Tight junctions durch die spezifische Zusammensetzung dieser Claudine variiert wird. Dem Protein JAM (junctional adhesion molecule) kommt vermutlich die Aufgabe zu, den anatomischen Zusammenhalt der beiden aneinandergrenzenden Zellmembranen zu gewährleisten.

Die proinflammatorischen Zytokine Tumor-Nekrosefaktor alpha (TNF-alpha) und Interferon-gamma beeinflussen die Regulation der Tight junction-Barriere. Beide Zytokine regeln die Expression von Occludin herab, wodurch elektrophysiologisch eine Barrierestörung entsteht. Darüber hinaus führt TNF-alpha konzentrationsabhängig zur Apoptose geschädigter Enterozyten. Nach vorherrschender Meinung soll während des Vorgangs der Apoptose der epitheliale Zellverband jederzeit abgedichtet bleiben. Dieses Dogma wurde kürzlich widerlegt. Eine deutsche Forschergruppe konnte nachweisen, dass spontan auftretende Apoptosen, wie sie durch das

Einwirken von TNF-alpha auftreten, die epitheliale Barriere durchlöchern und auf diese Weise die Aufnahme von Antigenen zusätzlich begünstigen können.

Dem Phänomen der Barrierestörung könnte bei chronisch-entzündlichen Darmerkrankungen wie der Colitis ulcerosa oder dem Morbus Crohn eine herausragende Rolle zukommen. Bisher galt als Erklärungsmodell für M. Crohn, dass eine primäre immunologische Störung die Ursache der mukosalen Entzündung darstellt. Darüber hinaus wurde vermutet, dass Keime mit spezifischen Pathogenitätsfaktoren, wie beispielsweise das in Kuhmilch vorkommende Mycobacterium avium paratuberculosis, die Darmbarriere überwinden und eine Entzündung auslösen könnten. Inzwischen konnte eine Stuttgarter Forschergruppe nachweisen, dass ein Mangel an Defensinen den Eintritt von an sich harmlosen Darmkeimen in die Intestinalschleimhaut ermöglicht. Bei Defensinen handelt es sich um hochpotente körpereigene Antibiotika, denen ebenfalls eine wichtige Funktion zur Wahrung der Integrität der Darmbarriere zukommt. Fazit: Offensichtlich ist der charakteristische Entzündungsprozess bei CED lediglich eine adäquate Antwort auf das Eindringen der Darmflora in die Schleimhaut. Die in Folge der Entzündung freigesetzten Zytokine wie TNF-alpha führen zu einem weiteren Zusammenbruch der epithelialen Barrierefunktion (Abb. 4).

3.5 Erhöhter Antigenstress durch Gewürze

Es sind keineswegs immer „komplizierte Prozesse", die zu einer erhöhten Permeabilität der intestinalen Schleimhäute führen. So können Gewürze aus Nachtschattengewächsen die Tight-junctions zwischen den Darmepithelien fragmentieren und dadurch die Resorption von Allergenen begünstigen. *Jenson-Jarolim* konnte zeigen, dass der Verzehr von Gewürzen wie Paprika, Chili und Cayennepfeffer eine vermehrte Durchlässigkeit für Makromoleküle der Größe 10 bis 40 kDa nach sich ziehen kann. In dieser Größenordnung bewegen sich auch wichtige Nahrungsantigene, die eine Größe von 14 bis 17 kDa haben. Einen gegenteiligen Effekt weisen Gewürze wie schwarzer und grüner Pfeffer, Muskatnuss und Lorbeer auf. Die Untersuchungen an epithelialen Zelllinien des Dünndarms zeigten eine Erhöhung des transepithelialen Widerstands.

3.6 Die immunologische Barriere: das Mukosa-assoziierte Darmwandlymphatikum

Eine bemerkenswerte Fähigkeit des Mukosablocks liegt insbesondere darin, mit einer gewaltigen Antigen-Menge hochselektiv umzugehen. Bezeichnend ist in diesem Zusammenhang ein Vergleich mit der Mukosa des Respirationstraktes: wäh-

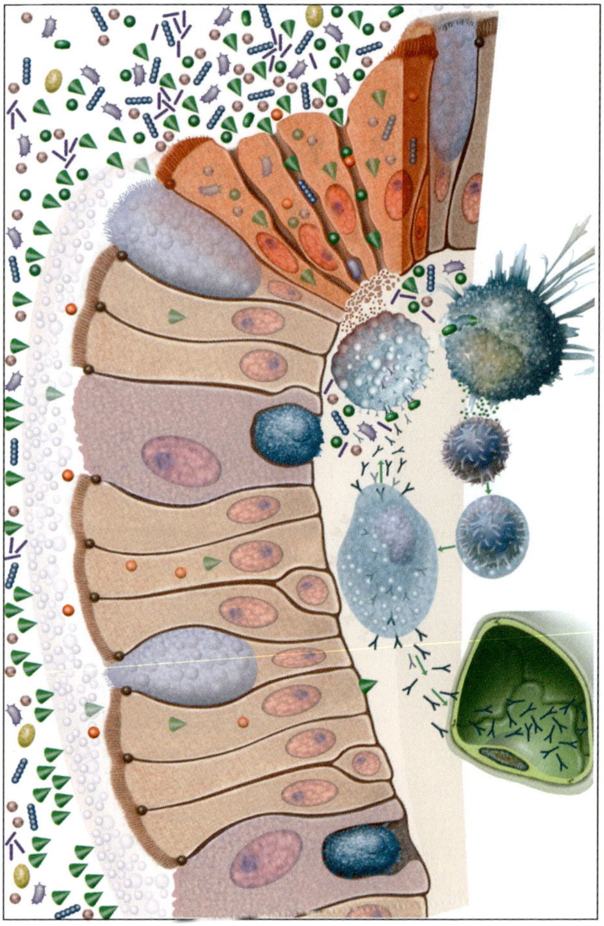

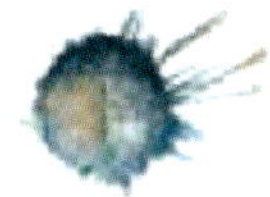

Makrophage:

Ein Makrophage phagozytiert eingedrungene Antigene. Die spezifischen Antigenmerkmale werden auf seiner Oberfläche präsentiert.

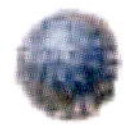

T-Helferzelle:

Die T-Helferzelle scannt die Oberfläche des Makrophagen ab, erkennt die Präsentation als körperfremd und übernimmt die Antigen-Information.

B-Lymphozyt:

Der B-Lymphozyt empfängt die Information von der T-Helferzelle.

Plasmazelle:

Der B-Lymphozyt wandelt sich zu einer Antikörper-produzierenden Plasmazelle.

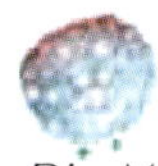

Mastzelle:

Die Mastzelle degranuliert durch Antigen-Antikörper-Kontakt.

Abb. 4: Ein Verlust der intestinalen Barrierefunktion, wie sie im Rahmen dauerhafter Irritationen der Schleimhaut vorkommt (siehe rot dargestellte Enterozyten), führt zu einem erhöhten Sensibilisierungsrisiko. Eine erhöhte Permeabilität zieht einen unkontrollierten Antigeneinstrom in den Bereich der Lamina propria nach sich. Immunkaskaden werden in Gang gesetzt, die einerseits Sensibilisierungen (z. B. auch gegen Nahrungsbestandteile) mit erhöhter Antikörperbildung nach sich ziehen, andererseits durch Freisetzung von Entzündungsmediatoren zu einer Schädigung der epithelialen Zellstrukturen führen. Persistiert die Entzündung, entsteht ein Circulus viciosus.

Die fäkalen Parameter alpha-1-Antitrypsin, β-Defensin, Calprotectin und sIgA dienen der Beurteilung der Funktion und des Zustandes der intestinalen Mukosa, so dass mit ihrer Hilfe Hinweise auf die hier dargestellten Prozesse erhalten werden können.

rend hier bereits Allergenmengen im Nanogrammbereich zu Sensibilisierungen führen, wird das MALT mit Fremdstoffen im Grammbereich konfrontiert, ohne dass die überlebensnotwendige Toleranz gegenüber Nahrungsmittelantigenen und Antigenen der physiologischen Darmflora verloren ginge. Diese Fähigkeit ist das Resultat eines aktiven und ausgeklügelten Trainingsprozesses. Dazu werden permanent kleine Mengen allergener Makromoleküle in definierte Immunbereiche der Schleimhaut aufgenommen, so dass eine gezielte Antigenkonfrontation herbeigeführt wird. Dieser Prozess, der im Wesentlichen über die noch zu beschreibenden M-Zellen stattfindet, dient der Bildung von antigenspezifischem sekretorischen IgA, welches dann bei zukünftigem Kontakt mit den gleichen Molekülen eine Antigenneutralisierung bereits im Darmlumen ermöglicht.

Zur Optimierung des Systemschutzes werden aber auch moderat IgG-Antikörper gebildet. Auch wenn allergenes Material für das Immuntraining des MALT notwendigerweise aufgenommen werden muss, muss dennoch eine Entsorgung nach Eintritt in die Lamina propria bzw. in den Kreislauf gewährleistet sein. Diese Aufgabe kommt den Antikörpern vom Typ IgG zu. Gleichsam können auch Makromoleküle aus Nahrungsproteinen, die aufgrund ihrer Eigenschaften oder bedingt durch eine unzureichende Verdauungsleistung ihr allergenes Potenzial vor der Resorption nicht verloren haben, neutralisiert werden. Allerdings ist die Art und die Quantität der Allergenaufnahme von großer Bedeutung für die Intensität der Antigenneutralisierung. Kommt es z. B. im Rahmen einer Permeabilitätsstörung zu einem unphysiologischen Anstieg des Antigeneinstroms, entsteht ein Antigenstress, der bei noch nicht bekannten Antigenen die phagozytierenden Immunzellen, bei bekannten Antigenen die IgG-Antikörper sowie weitere nachgeschaltete Immunbarrieren aktiviert.

Die Immunbarrieren des MALT bestehen im Wesentlichen aus vier verschiedenen Kompartimenten, die in Abhängigkeit der Situation involviert werden: die M-Zellen inklusive der Peyer-Plaques, die intraepithelialen Lymphozyten (IEL) und die T-Helferzellen sowie die TH_3 und TR_1-Zellen in der Lamina propria:

- Die immunphysiologische Antigenaufnahme über die M-Zellen stimuliert die Bildung von spezifischem sIgA. Eine „stille Antigenneutralisierung" ist garantiert. TH_3 und TR_1-Zellen tragen durch eine aktive Immunsuppression zur oralen Toleranz bei.

- Die ebenfalls physiologische Antigenaufnahme über die Enterozyten aktiviert dort ansässige Lymphozyten (intraepitheliale Lymphozyten, IEL), die überwiegend aus Suppressor-T-Zellen ($CD8^+$) bestehen. IEL scheinen nur ein beschränktes Spektrum von Antigenen zu erkennen. Letztlich sind sie wahrscheinlich nur zu eingeschränkten Immunaktionen befähigt, um damit zur Entwicklung einer immunologischen Toleranz beizutragen.

- Die pathologische parazelluläre Antigenaufnahme (z. B. durch geöffnete Tight-junctions hindurch oder durch Verlust der histologischen Integrität der Barriere) aktiviert T-Helferzellen in der Lamina propria, was eine IgG- oder IgE-Immunantwort nach sich ziehen kann.

Zahlreiche Studien an Lymphozyten der Lamina propria und an IEL zeigen, dass sich die Zellpopulationen sowohl durch ihre unterschiedliche Lokalisation als auch durch zahlreiche phänotypische und funktionelle Charakteristika unterscheiden, wobei die gegenüber zirkulierenden Lymphozyten geringere Stimulierbarkeit eine besondere Rolle für die Immuntoleranz spielt.

Die massiven Antigenkonzentrationen, mit denen das MALT auf allen Barriereebenen pausenlos konfrontiert wird, stimulieren die Bildung spezifischer Antikörper unterschiedlicher Klassen. Letztlich können niedrige Antikörper-Titer gegen Nahrungsmittel als unbedeutend eingeschätzt werden, repräsentieren sie doch die gesunde Aktivität des Darmimmunsystems. Allerdings ist entgegen der gängigen Lehrmeinung die Bildung spezifischer Nahrungsmittel-IgG-Antikörper nicht prinzipiell bei jedem Menschen nachweisbar. Untersuchungen haben ergeben, dass von 100 untersuchten Proben in ca. 17% keine Antikörper nachweisbar waren und bei weiteren ca. 11% die Antikörpertiter Minimalkonzentrationen (Klasse 1) nicht überschritten.

3.7 Die Funktion der M-Zellen

M-Zellen ermöglichen in unmittelbarer Verbindung mit den Peyer-Plaques die Induktion der mukosalen, auf die Produktion von IgA spezialisierten Immunantwort. Die *mikrofolded-cells* befinden sich zwischen den Enterozyten der Darmschleimhaut direkt und indirekt über den Peyer-Plaques.

M-Zellen sind in der Lage, Antigene auf der Lumenseite des Darmes zu binden und via Endozytose aufzunehmen. Das so entstandene Vesikel, welches das Antigen enthält, wird durch die Zelle transportiert und an der lumenabgewandten Seite wieder freigesetzt. Während des Transportes „untersucht" die M-Zelle das Antigen und unterzieht es einer Veränderung (Prozessierung), um wichtige Informationen über das Antigen zu erhalten und an lokale T-Helferzellen weiterzugeben, die nun ihrerseits hier angesiedelte B-Zellen zur Proliferation anregen. Diese wandern über Lymphe, Lymphknoten und Blutbahn in die Peripherie ab und suchen ihre zukünftigen Wirkstätten z. B. im Bereich des Respirationstraktes, im Urogenitaltrakt, aber auch in der intestinalen Mukosa auf. Die Rückkehr dorthin wird als Homing bezeichnet. In dem Moment, in dem die aus dem GALT stammenden B-Zellen sessil werden, verwandeln sie sich in antikörperproduzierende Plasmazellen.

3.8 Das sekretorische IgA

Unter physiologischen Bedingungen produzieren die Plasmazellen zu ca. 80% spezifische IgA-, zu 18% IgM-, zu 2% IgG- und zu einem sehr geringen Prozentsatz auch IgE-Antikörper. Prinzipiell können die Plasmazellen in Abhängigkeit der Zytokinmuster die Klasse der Antikörper wechseln, wobei die Allergenspezifität immer erhalten bleibt. Der sog. Immunglobulin-Klassenwechsel bewirkt, dass beispielsweise Antikörper identischer Spezifitäten gleichzeitig als IgG im Serum nachweisbar sind und als sekretorisches IgA die Mukosa schützen. Der Klassenwechsel steht in unmittelbarer Abhängigkeit zur Intensität der Allergenkonfrontation und unter wechselseitiger Kontrolle verschiedener Zytokine.

Die Besonderheit von sekretorischem IgA besteht darin, dass zwei IgA-Moleküle miteinander verbunden sind (dimeres IgA). Im Bereich der Enterozyten wird das sIgA mit einem Poly-Ig-Rezeptor verbunden, der eigentlichen sekretorischen Komponente, die dem Transport von sIgA durch die Zelle dient (Transzytose). Neuere Untersuchungen deuten darauf hin, dass bereits durch die Darmwand penetrierte Antigene von sIgA im Bereich der Lamina propria gebunden werden, zurück in das Darmlumen transportiert und hier unschädlich gemacht werden. Letztlich ist das sIgA aufgrund seiner spezifischen Struktur stabiler als IgA und wird dadurch intraluminal nicht durch Enzyme usw. zerstört. Dieser Umstand macht sIgA im Gegensatz zu fäkalem IgA auch für die Diagnostik nutzbar, da weitgehend stabile Konzentrationen mit dem Stuhl ausgeschieden werden.

Immunfunktionen von sIgA
- Neutralisation von Antigenen, Toxinen und Viren
- Verhinderung der Zelladhärenz und damit der Kolonisation und Penetration von Bakterien, Viren und Pilzen
- Verhinderung der Antigen-Pinozytose
- Indirekte Hemmung der Komplementaktivierung durch Abfangen von IgG (antientzündliche Wirkung)
- Unspezifische Suppression der Chemotaxis polymorphkerniger Leukozyten (antientzündliche Wirkung)

Die Bildung von nahrungsspezifischem IgA ist von besonderer Bedeutung. Werden Nahrungsproteine, deren allergenes Potenzial trotz intestinaler Passage erhalten blieb, aufgenommen, garantieren die Peyer-Plaques unter stabilen Umständen in erster Linie die Bildung von spezifischem IgA. Dadurch können zukünftig die gleichen Antigene bereits im Darmlumen neutralisiert werden.

IgA-Antikörper weisen im Gegensatz zu IgE- oder IgG-Antikörpern einen bedeutsamen funktionellen Unterschied auf: sie sind keine potenten Aktivatoren gewebedestruierender Entzündungserscheinungen, so dass über die Sekretion von IgA statt IgG/IgE pathogene Faktoren erfolgreich neutralisiert bzw. eliminiert werden, aber gleichzeitig die empfindliche Schleimhautstruktur des Darms geschützt wird.

Ein Mangel an intestinalem IgA ist folglich mit einer erhöhten Antigenkonfrontation verbunden, die eine verstärkte IgE- und IgG-Produktion nach sich zieht.
(s. Verdauungsinsuffizienz erhöht das Allergiesrisiko)

3.9 Wächter der Toleranz: TH_3 und TR_1-Lymphozyten

Aktuelle Daten sprechen dafür, dass die Unterdrückung einer IgE-und IgG-vermittelten Immunantwort auch auf die erst seit relativ kurzer Zeit bekannten TH_3-und TR_1-Zellen zurückzuführen ist, die sich ebenfalls im Bereich der Peyer-Plaques konzentriert nachweisen lassen.

Von besonderem Interesse ist die Tatsache, dass TH_3 und TR_1-Zellen nur durch orale – nicht durch systemische Antigengabe - immun*supprimierende* Faktoren wie beispielsweise Interleukin-10 und TGF-β exprimieren. Dieser Vorgang wird als *aktive Suppression* bezeichnet. Somit passiert nach oraler Antigenapplikation etwas anderes als nach systemischer Antigenapplikation.

Ausgehend von ihrem Trainingsort, den Peyer-Plaques, können TH_3 und TR_1-Zellen in andere Immunorgane und Orte erhöhter inflammatorischer Aktivität auswandern und dort in aktiver Weise ihre immunsupprimierenden Eigenschaften zur Geltung bringen. Dem Zytokin TGF-β kommt eine besondere Bedeutung in der Toleranzinduktion zu. Wird es unzureichend gebildet, bewirkt ein Antigenkontakt einen Switch der Antikörperklasse: statt sIgA-Antikörper werden vermehrt IgG- bzw. IgE-Antikörper gebildet, die ihrerseits bei Antigenneutralisierung inflammatorische Prozesse nach sich ziehen (s. IgE-vermittelte Allergien).

Die ebenfalls aus Th_0-Zellen hervorgehenden TH_3- und TR_1-Zellen (regulatorische T-Zellen) bestimmen aufgrund ihrer suppressiven Eigenschaften die orale Toleranz.

Die Induktion einer aktiv supprimierenden TGF-β-Antwort konnte im Tierversuch nur durch eine langfristige Zufuhr des Antigens erreicht werden. Dies erklärt die Beobachtung, dass Kinder, die in frühen Lebensjahren erhöhte Nahrungsmittelantikörperspiegel bilden, unter günstigen Bedingungen ihre Sensibilität im Laufe der Zeit – durch besagte Langzeitzufuhr der Nahrungsantigene - wieder verlieren.

Als eher „harte immunmodulierende Maßnahme“ zur Wahrung einer oralen Toleranz kann der programmierte Zelltod (Apoptose) von proinflammatorischen T-Zellen bezeichnet werden. Im Tierversuch ließ sich die T-Zell-Apoptose durch Ausschaltung der immunhemmenden Zytokine IL-12 und TGF-β provozieren. Dieser Mechanismus scheint als Ultima ratio bei Verlust der zytokingesteuerten Immunmodulation zu fungieren.

3.10 Die Th_1/Th_2-Balance

T-Helferzellen (Th) gehören zu den immunaktivierenden lymphozytären Zellgruppen. Th_1- und Th_2–Zellen entwickeln sich zwar aus den gleichen Vorläuferzellen, haben aber unterschiedliche, zum Teil sogar gegensätzliche Funktionen und sezernieren dementsprechend verschiedene Zytokine. Th_1-Zellen sind für die Abwehr von Viren, Bakterien und Pilzen zuständig. Sie werden bei banalen Infekten, aber auch bei Impfungen aktiviert. Allerdings sind Fremdorganismen wie Parasiten zu groß für die Th_1-gesteuerte Immunantwort, um abgewehrt zu werden. Gegen sie hat die Evolution eine alternative Strategie entwickelt - die Th_2-gesteuerte Immunantwort, durch die IgE gebildet wird. Erscheint die Bedeutung einer Parasitose für die westliche Welt oberflächlich betrachtet als gering, stellt sich die Frage nach dem Nutzen der IgE Antikörper. Hier gilt es aber zu bedenken, dass mehr als ein Drittel der Weltbevölkerung an einer Parasitose leidet - wodurch die immunologische Notwendigkeit von IgE belegt wäre. IgE und Mastzellen sind somit als Resultat eines hohen Evolutionsdrucks zu verstehen, der bedauerlicherweise nicht schnell genug auf die sich innerhalb weniger Jahrzehnte veränderte Umwelt reagieren kann.

Darüber hinaus fördern Th_2-Zellen die Rekrutierung und Lebensdauer von eosinophilen Granulozyten, die mit ihren toxischen Proteinen ebenso Parasiten schädigen sollen. Allerdings üben sie den gleichen schädigenden Effekt auf die von einer solchen Entzündungsreaktion betroffenen Gewebe von Allergikern aus.

Tierexperimentelle Untersuchungen konnten zeigen, dass ein Shift von einer Th_1- zu einer Th_2-artigen Lymphozytenantwort nicht nur von der Struktur des einwirkenden Antigens, sondern auch von dessen Dosis wesentlich beeinflusst wird.

3.11 Weichenstellung im Säuglings- und Kleinkindalter

Neugeborene kommen immunologisch als „Th_1-Schwächlinge" zur Welt und sind zunächst auf die diaplazentar und durch das Stillen übertragenen mütterlichen Antikörper angewiesen. Um im Laufe der ersten Lebensjahre eine Th_1-Kompetenz zu erwerben, müssen Kinder innerhalb der ersten Lebensjahre zwischen 10 bis 15 Infektionen durchmachen. Verhindert man durch medikamentöse Interventionen diesen „gesunden immunologischen Stress", erhöht sich das Risiko für eine gestörte

Th_1/Th_2-Balance zu Gunsten der IgE-produzierenden Th_2-Zellen. Wie Abb. 5 zeigt, kommt es erst ab dem 4. Infekttag zur Produktion von Antikörpern. Je früher in den Infektablauf kupierend eingegriffen wird, desto geringer ist die Chance zur regulierenden, humoralen Immunreaktion.

In diesem Zusammenhang muss auch der Impfschutz diskutiert werden. Während die künstliche Immunisierung mit Hilfe der Masern- und Tuberkulosevakzine einen Th_1-Shift fördert, wird bei der Tetanus-, Keuchhusten- und Diphtherie-Impfung ein Th_2-Shift provoziert. Die meisten Impfungen im Kindesalter werden mit Th_2-Verstärkern durchgeführt. Einer Studie zufolge senkte eine Tbc-Impfung bei japanischen Kindern das atopische Risiko um mehr als 50%.

Zumindest bei Kindern mit erhöhtem atopischen Risiko sollten diese Umstände mit in die Impfdiskussion einfließen, zumal viele parenterale Impfpräparate stabilisierende Zusätze wie Thiomersal (enthält Ethylquecksilber), Formaldehyd und Aluminiumhydroxydgel enthalten (z. B. Keuchhusten-Impfstoffe).

Die Auseinandersetzung mit Mikroben wirkt also regulierend auf die Immunfunktionen ein und stellt die Weichen für eine starke IgG- und IgM-Antikörperbildung bei gleichzeitiger Hemmung der IgE-Bildung.

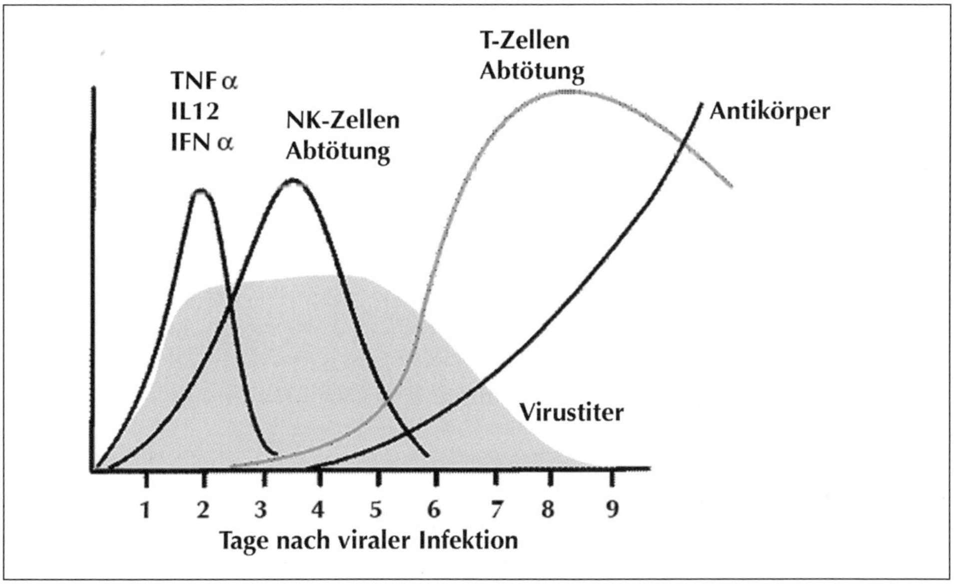

Abb. 5: In den ersten drei bis vier Tagen eines Infektes reagiert das Immunsystem unspezifisch. Erst ab etwa dem 4. Tag beginnt die Antikörperproduktion.

Von besonderer Bedeutung sind diese Mechanismen für Patienten mit einem atopischen Syndrom, einer angelegten, dauerhaften Veränderung des immunologischen Gleichgewichtes zwischen Th_1- und Th_2-Zellen. Bekanntermaßen muss trotz Prädisposition zur allergischen Diathese diese aber nicht prinzipiell oder dauerhaft zum Ausdruck kommen. Der Mechanismus, der letztlich die Weichen für die Entgleisung der Antigentoleranz stellt bzw. eine pathologische Antikörper-Bildung nach sich zieht, ist auch hier eng mit der oben beschriebenen Abwehr gegenüber Mikroben verknüpft. Die immunologischen und epidemiologischen Erkenntnisse haben in diesem Zusammenhang die Hygiene-Hypothese untermauert: Sie besagt, dass Menschen, deren Immunsystem sich in früher Kindheit mit reichlich harmlosen Erregern auseinandersetzen muss, seltener Allergien bekommen als Menschen, die ihre Kindheit in einer keimarmen Umwelt verbringen.

In diesem Zusammenhang spielt die Darmflora, die sich in einer Größenordnung von ca. 10^{14} Mikroorganismen präsentiert, eine herausragende Rolle. Die unterschiedlichen Keimspezies tragen durch ihre spezifischen Stoffwechsel- und Membraneigenschaften maßgeblich zur Stabilisierung des intestinalen Milieus und einer intakten Immunbarriere bei. Die ebenso unterschiedlichen immunogenen Eigenschaften nehmen darüber hinaus Einfluss auf die Induktion spezifischer Zytokinmuster, stimulieren Abwehrzellen und bewirken die Produktion von Antikörpern im intestinalen Bereich. Der Darmflora kommt somit eine primäre Funktion für die Entwicklung eines ausbalancierten Th_1/Th_2-Systems zu. In der Naturheilkunde wird seit geraumer Zeit der Zusammenhang zwischen Darmflora und Allergieentstehung kommuniziert. Eine aktuelle Studie der Ludwig-Maximilian Universität in München an 865 Babys konnte zeigen, dass das Risiko für eine Allergie gegen Kuhmilch und andere Lebensmittel bei Kaiserschnittkindern doppelt so hoch ist wie bei normal entbundenen Kindern. Als Ursache wird auch die gehemmte bzw. unphysiologische Darmbesiedelung des Säuglingsdarms bei Kaiserschnittentbindung vermutet.

Einen ähnlich negativen Effekt bewirkt eine antibiotikabedingte Veränderung der Darmflora. In den USA konnte ein Zusammenhang zwischen Antibiotikatherapie und Allergien im Kindesalter belegt werden. Kinder, die in den ersten sechs Monaten ihres Lebens einer Antibiose unterzogen wurden, litten im Schulalter anderthalb Mal öfter an Allergien und zweieinhalb Mal öfter an Asthma als der Durchschnitt. Für den negativen Effekt reichte schon eine einmalige Antibiotika-Behandlung aus.

Im Rahmen der probiotischen Nahrungsergänzung lassen sich spezifische Keimeigenschaften ausnutzen, die nicht nur zu einer Stabilisierung des mikroökologischen Milieus führen, sondern auch das Immunsystem modulieren. Bifidobacterium lactis führt beispielsweise zu einer Modulation der Th_1/Th_2-Balance, stimuliert die sIgA-Produktion und senkt das eosinophile Protein X (EPX). *Isolauri* et al. konnten bei atopischen Säuglingen durch die Verabreichung von B. lactis bereits nach 2 Mona-

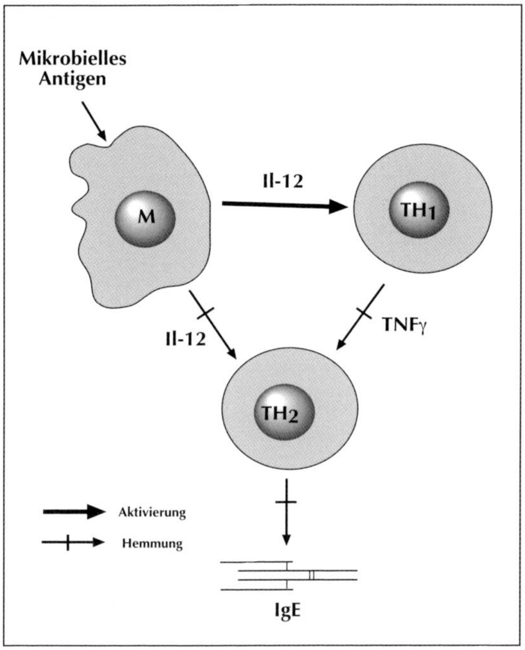

Abb. 6: Hemmung der Th2-Zellen und der Allergie.
Werden mikrobielle Antigene phagozytiert, kommunizieren die Makrophagen (M) über Il-12 mit Th1-Zellen, die nun IgG/IgM-Antikörper produzieren. Gleichzeitig hemmt Il-12 und INF-γ die Aktivität der IgE-produzierenden Th2-Zellen

ten eine signifikante Besserung des atopischen Ekzems dokumentieren. Lactobacillus casei zeigt in verschiedenen Studien ebenfalls allergiepräventive Eigenschaften. Im Tierversuch konnte durch Zufütterung von L. casei eine Kuhmilchallergie verhindert werden. Ratten, die mit Kuhmilch statt mit Muttermilch gefüttert wurden, entwickelten allergische Symptome. Wurde L. casei zur Kuhmilch gegeben, traten allergische Symptome nicht in Erscheinung.

Eine andere bemerkenswerte Studie zeigte den Effekt von L. casei bei bereits bestehender Kuhmilchallergie im Säuglingsalter. Das atopische Ekzem, unter dem die Kinder litten, bildete sich unter Zufütterung von L. casei gegenüber der Kontrollgruppe vollständig zurück. Die Autoren gehen davon aus, dass L. casei die noch unreife Intestinalschleimhaut der Säuglinge schützt und so einen erhöhten Antigeneinstrom verhindert (s. auch Kapitel C 2.1).

3.12 Labordiagnostische Beurteilung des Zytokinstatus

Mittels Zytokinbestimmung aus dem Heparinblut kann die Th_1/Th_2 Aktivität beurteilt werden und so eine gestörte Immunbalance zwischen IgE-produzierenden B-Zellen (Atopie) und IgG/IgM-produzierenden B-Zellen (Infektabwehr) aufgedeckt werden.

Th1-Zellen	Th2-Zellen
↓	↓
Freisetzung von IFN-γ, IL-12 und TNF-α	Freisetzung von Il-4, IL-5 und IL-10
↓	↓
Beeinflussung der zellulären Immunität Stimulation IgG- und IgM-bildeneder B-Zellen (Infektabwehr / Immunkomplexbildung)	wesentliche Faktoren der Antikörper-vermittelten Immuniät Stimulation IgE-bildender B-Zellen (Atopie)

Dies trägt zur Erkennung atopischer Risiken bzw. deren Hintergründe sowie einer ungünstigen Stimulation von T-Zellen, z. B. durch mangelhafte mikrobiologische Reize bei.

Eine Differenzierung lässt Krankheitsabläufe besser verstehen und therapeutische Entscheidungen treffen (z. B. Mikrobiologische Therapie).

3.13 Umwelt und Dauerstress als Ursache für Störungen der Th_1/Th_2-Balance

Luftverschmutzung mit Schwefeldioxid, Stickstoffoxiden, Feinststäuben, Ozon u.a. kann die Permeabilität der Schleimhäute verändern und damit zu einem erleichterten Eintritt von Antigenen führen. Die moderate Inhalation von Tabakrauch erhöht die IgE-Produktion, wodurch sich das zunehmende Atopie-Risiko von Kindern, die in Raucherfamilien leben, erklärt. Die Zunahme von allergischer Rhinitis und Asthma bronchiale während der vergangenen 30 Jahre läuft mit dem Anstieg der Luftverschmutzung parallel.

Auch Quecksilberionen können die Induktion von IgE-stimulierenden Botenstoffen triggern. Darüber hinaus konnten Untersuchungen an der Bundesforschungsanstalt für Ernährung in Karlsruhe 1998 am Tiermodell nachweisen, dass oral aufgenommenes $HgCl_2$ die intestinale Permeabilität für verschiedene Substanzen erhöht.

Quecksilberionen können die Induktion von Th_2-Botenstoffen auslösen.

Darüber hinaus scheint sich der zunehmend verloren gehende Kontakt mit Mykobakterien ungünstig auf die Th_1/Th_2-Balance auszuwirken. Mykobakterien leben in großer Zahl als Saprophyten im Erdreich und werden gewöhnlich über die Nahrung aufgenommen. Veränderungen in der Agrarwirtschaft sowie in den Verbrauchergewohnheiten haben in den letzten Jahrzehnten den Kontakt zwischen Mensch und Mikrobe stark reduziert. In diesem Zusammenhang erlangt der Begriff „Dreckimmunisierung" wieder seine Bedeutung. In Entwicklungsländern, wo die Allergierate niedrig ist, enthält sogar das Trinkwasser bis zu 10^9 Mykobakterien pro Liter.

Psychoneuroimmunologische Zusammenhänge werden auch in der komplementären Medizin zu häufig unterbewertet und übersehen. Unbestritten ist die Regulation von Immunbotenstoffen eng an endokrinologische und psychovegetative Vorgänge geknüpft und so wird jede immuntherapeutische Intervention ohne Berücksichtigung dieser Zusammenhänge nur begrenzte Wirksamkeit zeigen.

Die tiefgreifenden Veränderungen des allgemeinen Lebensstils haben in den letzten 20 Jahren zu einem exorbitanten Anstieg des Phänomens Dauerstress geführt. Zunehmende Informationsdichte, ein stetig steigendes Aktivitätsniveau sowie verkürzte Erholungszeiten führen zu Nervosität und Anspannung sowie einer Aktivierung des Immunsystems. Emotionale Belastungen und Distress sind längst anerkannte Trigger für die Entstehung und Aufrechterhaltung allergischer Reaktionen.

Die neuroendokrine Achse kann durch die Bestimmung der Stresshormone in Blut, Speichel und Urin beurteilt werden.

Neben Östrogenen nehmen vor allem Hormone des neuroadrenergen Stressadaptionssystems wie DHEA, Cortisol und Noradrenalin einen Einfluss auf die Th_1/Th_2-Balance. So ziehen insbesondere die im Rahmen von Distress zu beobachtenden Erniedrigungen des Cortisolspiegels einen Th_2-Shift nach sich.

In einer klinischen Studie an der Hautklinik Mainz konnte bei 41 Neurodermitis-Patienten im Rahmen einer dreimonatigen verhaltensmedizinischen Therapie eine hochsignifikante Verbesserung des Hautzustandes sowie eine ebenso signifikante Reduzierung erhöhter IgE-Spiegel erreicht werden, die über den Beobachtungszeitraum von 12 Monaten hinaus anhielten.

3.14 Heilsam: Th_1-Shift durch (1->3), (1->6)-β-D-Glucane aus Hefen

Glucane sind natürliche, in der Zellwand von Mikroorganismen vorkommende Makromoleküle mit Polysaccharidstruktur. In den letzten Jahren konnten bioaktive, immunstimmulierende Wirkungen dieser Glucane nachgewiesen werden, wobei die (1->3), (1->6)-β-D-Verknüpfung wichtigstes Merkmal für die Wirksamkeit ist. Voraussetzung für einen immunmodulierenden Effekt ist die Fähigkeit der Glucane, über diese spezielle Verknüpfung an Makrophagen anzudocken, was in Folge die Freisetzung von Interleukin-12 induziert. Über IL-12 werden nun Th_1-Zellen aktiviert. Gleichzeitig hemmt IL-12 die Aktivität der Th_2-Zellen.

DHEA und Peptide aus Colibakterien (s. Kap. C 2.3.) wirken sich stabilisierend auf die Th_1/Th_2-Balance aus. Eine unzureichende Zink- und Selenversorgung zieht ei-

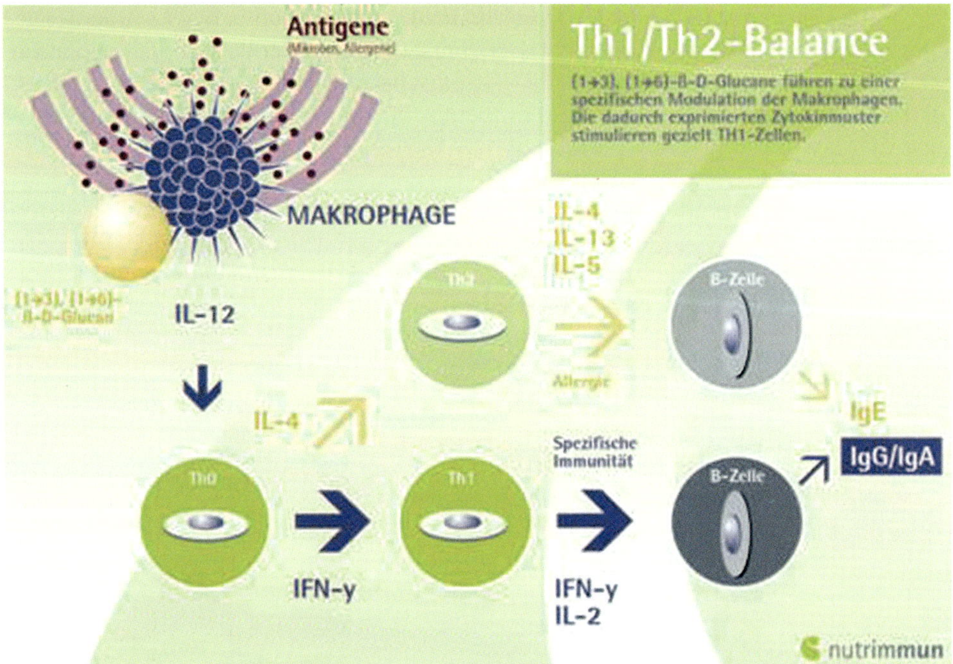

Abb. 7: Th1/Th2-Balance. Die Abb. zeigt oben links einen Antigen-aufnehmenden Makrophagen, an dessen Zellmembran ein Glucan-Molekül angedockt hat. Darauf folgt die Freisetzung von IL-12. Über IL-12 werden Th1-Zellen aktiviert, während Th2-Zellen gehemmt werden.

nen Th_2-Shift mit verstärkter IgE-Bildung nach sich. Ein Vitamin-A-Mangel begünstigt eine Verschiebung der Th_1/Th_2-Balance in Richtung Th_2. Bei einer Th_{2}-Überregulation können folgende Orthomolekulare Substanzen einen modulierenden Effekt ausüben: Omega-3-Fettsäuren, Enzymtherapie, Vitamin E, Vitamin A Selen und Zink (s. auch Kapitel C).

4 IgE-vermittelte Allergien

Antikörper vom Typ IgE wurden erstmals im Jahre 1967 identifiziert und sind für allergische Reaktionen vom Typ I verantwortlich. IgE kommt bei Gesunden nur in Spuren vor. Die Serumkonzentration ist 10.000-mal geringer als die der IgG-Antikörper.

Kommt es nach dem initialen Sensibilisierungsprozess zu einem erneuten Allergen-

Tab. 2 : Erkrankungen , bei denen IgE-vermittelte Reaktionen eine Rolle spielen

- Allergisches Asthma
- Pollinose + Kreuzreaktionen gegen bestimmte Nahrungsmittel
- akute Urticaria
- Quincke-Ödem
- anaphylaktischer Schock
- atopisches Ekzem
- akute Nahrungsmittelallergien
- Insektenallergien
- einige Medikamentenallergien

kontakt, steigen die IgE-Spiegel um ein Vielfaches. IgE bindet an Mastzellen und Basophile und löst deren Degranulation aus, was dementsprechend in der ersten Phase zu Histaminreaktionen und in der zweiten Phase zu Entzündungsreaktionen mit den jeweilig assoziierten Symptomen führt. Bei einem Serum-IgE-Spiegel von 100 ng/ml sind ca. 4000 IgE-Moleküle pro Basophilem vorhanden. Im Gegensatz zu IgG-Subklassen 1-3 bindet IgE kein Komplement.

Die IgE-Produktion wird auch durch geringe Allergenmengen bei gleichzeitig relativ seltenem Kontakt angeregt. Dies steht in unmittelbarem Gegensatz zu der Beobachtung im Tierversuch, dass die Induktion einer oralen Toleranz, also einer aktiv supprimierenden TGF-β-Antwort, nur durch eine langfristige Zufuhr des Antigens erreicht werden kann.

Bei Gesunden wird die IgE-Bildung wirksam reguliert. Wenn jedoch die Regulationsmechanismen zeitweise unzureichend sind, z. B. durch Einnahme bestimmter Arzneimittel, kann bei Kontakt mit einem starken Allergen eine verlängerte und intensivierte IgE-Bildung entstehen. Der „allergische Durchbruch" erklärt, warum plötzlich eine intensive allergische Reaktion von einem Allergen ausgelöst wird, welches bisher problemlos vertragen wurde. Beachtenswert ist die Tatsache, dass verschiedene Xenobiotika wie Formaldehyd, Quecksilber oder Aluminiumhydroxidgel sowie luftgetragene Schadstoffe die Bildung von IgE begünstigen.

4.1 IgE-Nahrungsmittelallergien häufig im Kindesalter

Primäre, IgE-vermittelte Nahrungsmittelallergien sind häufig im Kindesalter zu finden und verhältnismäßig selten bei Erwachsenen, die in der Regel an sekundären Reaktionen im Rahmen von Pollenallergien leiden. Kuhmilchprotein ist das quantitativ wichtigste Allergen im ersten Lebensjahr des Kindes. Studien zeigen, dass etwa 2 bis 3% aller Säuglinge an einer Kuhmilchallergie erkranken. In Fällen, bei denen beide Elternteile die gleiche atopische Manifestation aufweisen, kann das Risiko sogar auf 80% steigen! Üblicherweise entwickeln die Kinder mit zunehmender immunologischer Reife, also ab ca. dem 3. Lebensjahr, eine Toleranz. Hat sich ein Kind im ersten Lebensjahr sensibilisiert, besteht ein erhöhtes Risiko für weitere allergische Manifestationen.

Während bei Kindern überwiegend abdominelle Beschwerden wie Spasmen, Diarrhöen, Übelkeit oder Erbrechen im Vordergrund stehen, reagieren Erwachsene eher systemisch. Nur ca. 20% der betroffenen Erwachsenen leiden unter gastrointestinalen Symptomen (s. Tab.1 Seite 17).

4.2 Die Bedeutung von Kreuzreaktionen bei Nahrungsmittelallergien

Eine besondere Rolle spielen – unabhängig vom Alter des Patienten – die sog. Kreuzallergien gegen Nahrungsmittel (bestimmte Obst-, Gemüse- und Gewürzsorten), die bei Pollenallergikern auftreten.

Als allergische Kreuzreaktivität versteht man die Fähigkeit eines Antikörpers, an zwei oder mehrere Antigene verschiedener Herkunft zu binden. Kreuz*reaktivität* bedeutet also Bindung, während Kreuz*allergenität* die Fähigkeit zur Induktion einer allergischen Reaktion beschreibt. Zur Kreuzallergenität gehören somit immer mindestens zwei zumeist unterschiedliche IgE-Antikörper, um eine Kreuzvernetzung auf der Effektorzelle (Mastzelle) zu initiieren. Dies ist zu erwarten, wenn die Bindungsstellen, an denen die Antikörper andocken (Epitope), sehr ähnliche oder annähernd gleiche räumliche Strukturen aufweisen, wie das Antigen, für das sie eigentlich gebildet wurden. In diesem Zusammenhang ist beachtenswert, dass Antigene prinzipiell zahlreiche Antigenorte (Antigendeterminante oder Epitope) aufweisen. Je bedeutender die Menge von Epitopen auf einem Allergen ist, desto größer ist die Wahrscheinlichkeit, dass es zu Antigen-Antikörperbindungen zwischen „Partnern“ kommt, die sich eigentlich nicht primär bedingt haben.

In erster Linie findet man gemeinsame Epitope bei biologisch oder botanisch verwandten Allergenen. Aber auch bei Stoffen, die biochemisch nicht verwandt sind, können Kreuzreaktionen auftreten. Am häufigsten lassen sich solche Phänomene bei Pollen- und Nahrungsmittelallergenen nachweisen. Benutzt die Natur in den unterschiedlichsten Bereichen also weitgehend identische Proteinmuster und Substanzstrukturen, kann eine allergische Reaktion, die beispielsweise durch den Kontakt mit Geflügelfleisch auftritt, auch dann in Erscheinung treten, obwohl der Patient mit Sicherheit kein Geflügel zu sich genommen hat. Er hat dann vielleicht Kontakt mit Vogelfedern oder Vogelexkrementen gehabt.

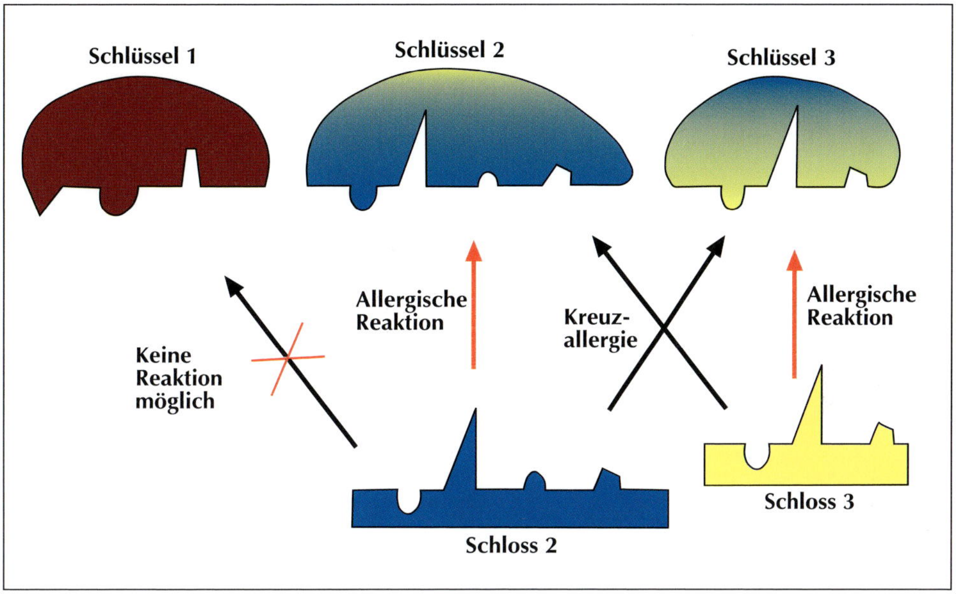

Abb. 8: Hinsichtlich der Antigen-Antikörper-Reaktion behält der Vergleich von Schlüssel und Schloss noch immer seine Gültigkeit. Nun lassen sich Schlösser aber auch mit einem etwas vom Original abweichenden Bart am Schlüssel öffnen. Das gleiche gilt auch für die Antigen-Antikörper-Reaktionen: bei ähnlichen räumlichen Strukturen zwischen Epitop und Antigen kann es zu einer wirksamen Bindung kommen.

Tab. 3: Pollinose-Patienten zeigen häufig charakteristische Nahrungsmittelallergien

Inhalationsallergene	Nahrungsmittelallergene
Baumpollen (Hasel-, Erlen- und Birkenpollen)	Nüsse, Stein- und Kernobst, Kiwi, Sellerie, Karotte, Kartoffel (roh)
Gräser- und Getreidepollen	Mehle, Kleie, Tomate, Hülsenfrüchte
Beifußpollen	Sellerie (gekocht), Gewürze, Kräuter, Mango
Latex	Avocado, Banane, Esskastanie
Vogelallergene (Federn, Exkremente)	Ei, Geflügelfleisch, Innereien
Tierepidermis	Kuhmilch, Fleisch, Innereien

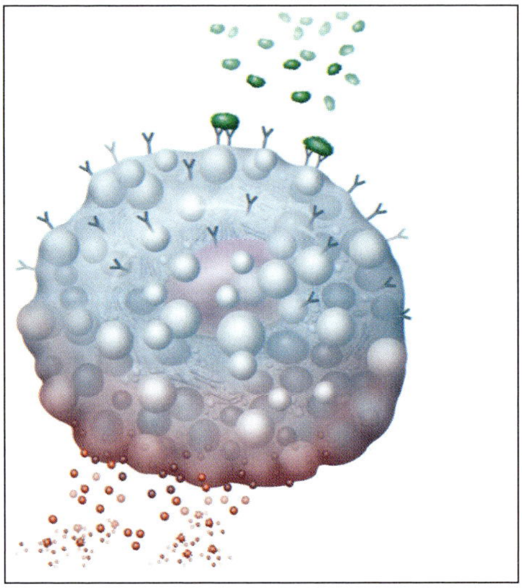

Abb. 9: Typisch für die IgE-vermittelte Reaktion:
Je zwei IgE-Antikörper auf der Oberfläche der Mastzelle haben ein Antigen, für das sie spezifische Bindungsstellen besitzen, gebunden. Diese Doppelbindung (bridging) ist Voraussetzung für die hier dargestellte Mastzelldegranulation. Biogene Amine wie Histamin sind für die klassischen Allergiebeschwerden verantwortlich: Juckreiz, Rötung, Schwellung.

Die nicht voraussehbaren klinischen Symptome und die hohe Anzahl kreuzreaktiver Sensibilisierungsmuster führen oftmals zu großer Verwirrung, zumal zwischen Pollenallergenen und Nahrungsmittelallergien (NMA) keine konstante, eindeutige Beziehung besteht. So kann eine Reaktion gegen Birkenpollen eine isolierte Kreuzreaktion gegen Kiwi, aber auch eine Karotten- oder Sellerieallergie bzw. eine beliebige Kombination dieser Möglichkeiten nach sich ziehen. Umgekehrt ist eine Kreuzreaktivität z. B. auf Sellerie nicht zwingend mit primären Sensibilisierungen gegen Birkenpollen oder Beifuß assoziiert.

Vorsicht Falle: Kreuzreaktionen führen zu unmittelbaren Beschwerden im oralen Bereich und lassen sich problemlos einer bestimmten Obst- oder Gemüsesorte zuordnen. Nur: es gibt kein spezifisches IgE-Ergebnis! Der Nachweis spez. Pollenantikörper ist hier wegweisend.

Nicht alle Nahrungsmittelallergien rufen sofort sichtbare Reaktionen hervor, die dann entsprechend einfach identifiziert werden können. Beim sog. „oralen Allergiesyndrom" (OAS) bleiben die Symptome auf Mund- und Rachenraum beschränkt. Juckreiz und Brennen an der oropharyngealen Schleimhaut mit pelzigem Gefühl, ggf. Schwellungen, Rötungen und Bläschenbildung zeigen sich am häufigsten bei der baumpollenassoziierten Obst- und Nussallergie, oftmals noch während des Verzehrs. Eine Besonderheit findet sich bei Sellerie. Während roher Sellerie mit Birkenpollen kreuzreagiert, ist gekochter Sellerie mit einer Beifußpollenallergie kreuzreaktiv.

Die juckende Schleimhaut ist ein wertvoller Hinweis auf Histaminbeteiligung und Soforttyp-Allergie. Brennen ohne Juckreiz wird dagegen häufig bei nichtallergischen

Schleimhautirritationen beobachtet. Ein klassisches Beispiel ist Zungenbrennen durch Eisen- und/oder B-Vitaminmangel.

Da bezüglich der Pollenallergie nicht zwingend mit Primärsymptomen („Heuschnupfensymptome") zu rechnen ist, sollte insbesondere bei Patienten, die über orale Allergiesymptome klagen, ein Pollenscreening durchgeführt werden.

Die Erfahrungen mit Kreuzallergien zwischen Pollen und Nahrungsmitteln lassen sich auch in der Diagnostik ausnutzen. Die Analyse des Sensibilisierungsspektrums von Pollenallergenen ermöglicht die Identifizierung von kreuzreagierenden Nahrungsallergenen. Besonders belastet sind Patienten, die auf mehrere Pollen reagieren. Da bezüglich der Pollenallergie nicht zwingend mit Primärsymptomen („Heuschnupfen-Symptome") zu rechnen ist, sollte insbesondere bei Patienten, die über orale Allergiesymptome klagen, ein Pollenscreening durchgeführt werden.

4.3 Verdauungsinsuffizienz erhöht das Allergierisiko

Antikörper können Allergene ausschließlich an einer spezifischen räumlichen Struktur des Allergens, dem sog. Epitop, binden. Aus der Allergenkunde ist bekannt, dass eine Antikörper-Bindung nicht mehr möglich ist, wenn sich die räumliche Struktur des Epitops bzw. dessen Aminosäuresequenz verändert. Durch Zerstörung der strukturellen Integrität eines potenziellen Allergens verliert dieses seine allergene Potenz. Dementsprechend wird die Allergenität von seiner physiko-chemischen Resistenz bestimmt: eine hohe Resistenz gegenüber Magensäure und proteolytischer Spaltung (Verdauungsresistenz) sowie der Grad der Hitzestabilität (Zerstörung durch Kochen) bestimmen den Grad der allergenen Aktivität. Die sog. Klasse-1-Nahrungsmittelallergene umfassen die stabilen, klassischen NMA wie z. B. Hühnerei, Kuhmilchprotein, Fisch oder Erdnuss. Unter die Klasse-2-NMA fallen eher unstabile Proteine, die ähnliche Strukturen aufweisen wie ein Hauptallergen, gegen das sich der Organismus primär sensibilisiert hat. Ein typisches Beispiel sind Kreuzallergene, die bei Pollenallergikern im Rahmen von IgE-vermittelten Reaktionen häufig zu allergischen Symptomen führen (siehe unter Kreuzallergien). Da Klasse-2-NMA gegenüber Hitze, Säure und Proteolyse labil sind, werden sie leicht und schnell abgebaut. Aus diesem Grund bleiben die Beschwerden in der Regel auf den oralen Bereich beschränkt, da bei regelrechter Verdauungsfunktion die allergene Potenz zerstört wird. Reaktionen im Magen-Darmbereich finden somit nicht mehr statt (orales Allergiesyndrom bei Genuss von rohem Obst, Gemüsen oder Gewürzen). Starke Allergene sind stabil gegenüber Hitze, Säure und Proteolyse.

Aktuelle Untersuchungen am Tiermodell konnten bestätigen, dass das Säurebad von Nahrungsbestandteilen hinsichtlich der Denaturierung potenzieller allergener Strukturen von übergeordneter Bedeutung ist. *Jensen-Jarolim et al.* haben in ihrer Arbeitsgruppe nachgewiesen, dass bereits ein pH-Anstieg im Magen von 2,5 auf 2,75 die Verdauung von Fischprotein (hier Kabeljauprotein) vollständig inhibiert. Aufgrund der mangelnden Denaturierung weist das Fischprotein ein mehr als 10.000-fach erhöhtes allergenes Potenzial auf. Bei Untersuchungen an 150 mit H_2-Blockern oder Protonenpumpenhemmern behandelten Magenkranken, die vor der Therapie keine Allergieanamnese aufzeigten, konnte bei fünf Studienteilnehmern innerhalb von drei Monaten spezifisches Haselnuss-IgE nachgewiesen werden. Acht Monate nach Therapie zeigten vier der Betroffenen einen positiven Pricktest. Drei Teilnehmer reagierten noch zwölf Monate nach Absetzen der Behandlung klinisch auf den Verzehr von Nüssen. Die Ausweitung der Diagnostik zeigte bei insgesamt 15% der Magensäure-geblockten Patienten IgE-Antikörper gegen zumindest eines von 19 getesteten Nahrungsmitteln.

Fazit: Der Mangel an Magensäure birgt ein erhöhtes Sensibilisierungsrisiko gegenüber Nahrungsmitteln. Im Rahmen einer längerfristigen säurebindenden oder –hemmenden Therapie sollte eine hypoallergene Kost empfohlen werden.

Auch Patienten, die an einer chronischen Pankreatitis (CP) leiden, weisen gehäuft erhöhte Serum-IgE-Spiegel auf. Untersuchungen von *Raithel et al.* haben gezeigt, dass dieses Phänomen insbesondere dann beachtenswert ist, wenn die Betroffenen Alkohol konsumieren. Alkoholabstinente CP-Patienten mit einer unauffälligen exokrinen Pankreasleistung wiesen im Vergleich weniger erhöhte IgE-Spiegel auf. Darüber hinaus ließen sich auch unterschiedliche IgE-Spiegel in Abhängigkeit von einer Enzymsubstitution erkennen. Bei der nichtsubstituierten Kontrollgruppe fielen die IgE-Werte höher aus als in der behandelten Gruppe. Die auffälligsten IgE-Spiegel wies die Patientengruppe mit CP auf, die an einer exokrinen, nichtsubstituierten Pankreasinsuffizienz litt und Alkohol konsumierte. Die Untersuchungsergebnisse zeigten hier durchschnittlich 10-fach erhöhte IgE-Spiegel (durchschnittlicher IgE-Serumspiegel: 1080 KU/L). Daraus lässt sich folgern, dass pankreasinsuffiziente, alkoholkonsumierende Patienten einer erhöhten intestinalen Antigenbelastung ausgesetzt sind, die in Folge zu einer gesteigerten IgE-Bildung führt. Offensichtlich zieht der Enzymmangel eine unzureichende proteolytische Antigenzerstörung nach sich, so dass es - insbesondere in Verbindung mit einer alkoholbedingten Erhöhung der intestinalen Permeabilität - zu einem entsprechenden Antigenstress im Bereich der Lamina propria mit nachfolgender Sensibilisierung kommt. Darüber hinaus ist zu berücksichtigen, dass die Pankreasenzyme neben der Zerstörung von allergenen Epitopen physiologischerweise auch am Abbau von im Intestinaltrakt gebildeten IgE-Ak beteiligt sind, welche im Gegensatz zu anderen dimeren Antikörpern keine schützende sekretorische Komponente besitzen. Frustrane Therapieversuche bei Patienten mit exokriner Pankreasinsuffizienz sind somit unter Umständen dadurch erklärbar, dass Nahrungsmittelallergien für Symptome wie Diarrhoe, Bauchschmerz, Malabsorption etc. verantwortlich sind.

4.4 Candida albicans als IgE-Trigger

Der Kolonisation des Verdauungstraktes mit Candida-Spezies kommt aus immunologischer Sicht ein wichtiger Stellenwert hinsichtlich der Induktion atopischer Erkrankungen bei prädisponierten Patienten zu. Darüber hinaus kann C. albicans unabhängig von der nachgewiesenen Keimzahl selbst als starkes Antigen fungieren. Bei Patienten mit reduzierter intestinaler Kolonisationsresistenz und einer eingeschränkten Aktivität des Darmimmunsystems können fakultativ pathogene Hefen eine lokale entzündliche Reaktion mit Transmigration von Granulozyten durch das Darmepithel verursachen. Dieser Prozess kann Störungen des enteralen Nervensystems nach sich ziehen, was eine erhöhte Darmmotilität sowie Fernwirkungen an anderen Organen wie beispielsweise dem ZNS zur Folge hat. In diesem Zusammenhang ist beachtenswert, dass die meisten Studien hierzu nicht aus dem Fachbereich der Mykologie oder Gastroenterologie stammen, sondern aus der Immunologie.

Kaum ein Thema wurde in den vergangenen Jahren so kontrovers diskutiert wie die Bedeutung einer erhöhten Keimzahl von Hefepilzen – insbesondere der Gattung Candida albicans – im Stuhl. Ende der achtziger Jahre gruppierte sich in Deutschland eine zunehmend wachsende Gruppe von Behandlern, die bei einem einmaligen Hefepilznachweis und ohne Berücksichtigung wirtsseitiger Faktoren die Ursache mannigfacher Beschwerden und Erkrankungen gefunden zu haben hofften, was in ein umfangreiches Eradikationsregime mündete. Beeindruckenderweise ließen sich bei einigen Patienten tatsächlich diverse Beschwerdebilder beeinflussen oder verschwanden gar vollständig. Nicht zuletzt dieses Phänomen führte zu zahlreichen Veröffentlichungen. Durch die reißerischen Darstellungen in der Laienpresse wurde das „Candida-Hypersensitivitätssyndrom" rasch zum Gegenstand intensiver Kritik, insbesondere seitens der gastroenterologischen Fachverbände.

Bezüglich der üblichen Aufnahme von Keimen durch Nahrungsmittel ist der Richtwert der Deutschen Gesellschaft für Hygiene und Mikrobiologie beachtenswert: Getrocknete Kräuter und Gewürze dürfen demnach bis zu 100.000 KBE Schimmelpilze pro Gramm aufweisen. Für verzehrsfähige Salate, wie sie beispielsweise an Supermarkttheken erhältlich sind, gelten Richtwerte von < 5.000.000 KBE pro Gramm an sog. aerob mesophilen Keimen (dazu zählen auch Hefen). Das bedeutet, dass eine Portion Rohkost in der Größenordnung von 200 Gramm einen Pilzgehalt von 10 Millionen KBE aufweisen darf. Bei dieser enormen Zellzahl ist es völlig natürlich, dass ein nicht unerheblicher Anteil der Organismen das Magensäurebad sowie die Darmpassage überlebt und dementsprechend aus einer Stuhlprobe kultiviert werden kann.

Beckmann, Rüffer (2000)

Nach wie vor wird aus fachärztlicher Sicht eine klinische Bedeutung eines Candida-Nachweises im Stuhl bzw. eines Candida-Befalls der intestinalen Schleimhäute bestritten. Als Argumentationsgrundlage wird aufgeführt, dass Hefen auch in Stuhlproben gesunder bzw. beschwerdefreier Patienten nachweisbar sind, da tagtäglich über die Nahrung – insbesondere pflanzlicher Herkunft - große Mengen an derartigen Keimen aufgenommen werden. Dieser Einwand ist zwar korrekt, doch muss berücksichtigt werden, dass Hefen im Sinne einer transienten Flora in einem gesunden, stabilen Körpermilieu keine Chance haben, zu adhärieren und sich lokal zu etablieren. Allerdings existieren im Leben eines Menschen genügend unvorhersehbare Noxen, die diese Stabilität empfindlich zu stören vermögen, so dass ein passageres „Durchwandern" des Darms von Hefen in eine dauerhafte Besiedelung und im ungünstigsten Falle in eine opportunistische Mykose übergehen kann - im Falle einer daraus möglicherweise erwachsenden Organmykose noch immer eine lebensbedrohliche Situation, die eine Letalität von 50% aufweist! Unter diesem Aspekt erscheint es tatsächlich nicht sinnvoll, eine dauerhafte Besiedelung, aus der letztlich eine bedrohliche Mykose erwachsen kann, so lange zu tolerieren, bis eine „harte Indikation" zur Eradikation besteht, weil beispielsweise im Falle einer akut aufgetretenen Erkrankung, eines Polytraumas oder eines größeren operativen Eingriffs eine empfindliche Störung der Homöostase des Patienten zu erwarten ist. Darüber hinaus gilt es zu berücksichtigen, dass unabhängig von diesen Risiken im Falle einer dauerhaften intestinalen Candida-Besiedelung Mechanismen initiiert werden können, über die diverse Krankheitserscheinungen getriggert werden.

4.4.1 Wechselbeziehungen zwischen Wirt und Candida

Auch bei der Diskussion um die klinische Bedeutung einer intestinalen Hefepilzbesiedelung gilt der Grundsatz, dass die alleinige Betrachtung des Erregers unzulänglich ist. Ebenso dürfen aber auch die erregerspezifischen Pathogenitätsfaktoren, wie die bei Candida albicans vorkommenden Adhäsine und Proteasen, nicht beiseite geschoben werden. Hefen sind bemerkenswert anpassungsfähig und können auf Veränderung ihres Lebensmilieus (pH-Wert, Substratangebot, Sauerstoffgehalt usw.) unterschiedliche Phänotypen ausprägen, was eine adäquate wirtsseitige Immunreaktion erschwert (Phenotypic switching).

Dem „switching"-Prozess liegt die Expression einer Vielzahl von reversiblen genetischen Veränderungen der Hefezellen zugrunde, die die Adaption an sich verändernde Wirtsbedingungen ermöglicht. Allerdings soll in diesem Zusammenhang nicht unerwähnt bleiben, dass die Pathogenitätsfaktoren auf künstlichen Nährmedien nur sehr bescheidene Rückschlüsse auf die Gegebenheiten in vivo zulassen und daher nicht wirklich dazu geeignet sind, therapeutische Entscheidungen zu treffen.

Eine weitere Ebene, die in die Beurteilung einfließen muss, berücksichtigt die Beziehungen zwischen Erreger und Wirt. Candida albicans kann unter gegebenen Umständen diverse Immunkaskaden triggern, die zu einer vermehrten Expression von Zytokinen sowie einer Verteilungsänderung spezifischer Subpopulationen der Lymphozyten führen. In diesem Zusammenhang sind auch bereits abgestorbene Hefe-

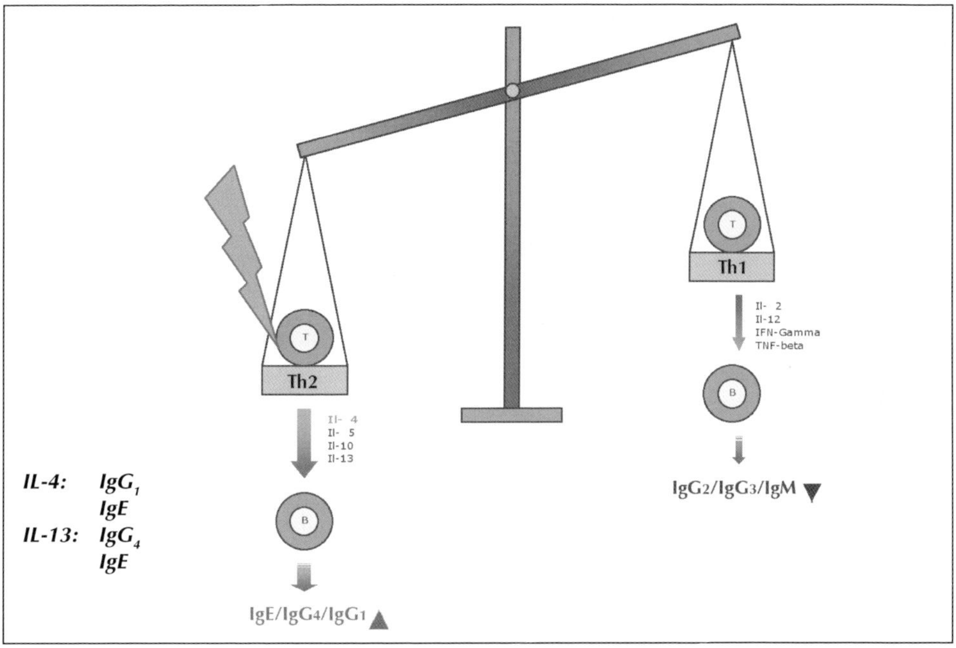

Abb. 10: T-Helferzellen (Th) gehören zu den immunaktivierenden lymphozytären Zellgruppen. Th_1- und Th_2–Zellen entwickeln sich zwar aus den gleichen Vorläuferzellen, haben aber unterschiedliche, zum Teil sogar gegensätzliche Funktionen und sezernieren dementsprechend verschiedene Zytokine.

zellen, wie sie z. B. in besonders hoher Konzentration nach antimykotischen Maßnahmen auftreten können, relevant. Durch den Zerfall der Hefen kann es zu einem erheblichen Anstieg der Antigenkonfrontation im Bereich der Darmschleimhaut - genauer gesagt im Bereich der Lamina propria - kommen, der eine Sensibilisierung nach sich zieht. Fortan besteht eine „Candida-Allergie“, die sich durchaus auch im Rahmen von Kreuzreaktionen auf Nutzhefen ausdehnen kann (Back- und Bierhefe).

Im Falle einer erhöhten Darmschleimhautpermeabilität kann der beschriebene Antigeneinstrom zur Ausbildung von Immunkomplexen in einem Umfang führen, der die Phagozytosekapazität des zellulären Immunsystems überfordert. Es wird vermutet, dass dieses Phänomen durch die darauf folgende Komplementaktivierung im Sinne einer klassischen Typ-III-Reaktion nach Coombs und Gell zu rheumatischen Beschwerden und anderen unspezifischen Beschwerden führen kann. Rezidivierende Fieberschübe mit Schüttelfrost, Atemnot und Hustenattacken, akute Muskelschmerzen und Diarrhoen sind bei Patienten mit massenhaft Candida spez. im Stuhl beschrieben worden. Zeitgleich auftretende Früh- und Spätreaktionen können für ein solches fulminantes Beschwerdebild verantwortlich sein.

Während eine nicht adhärierende intraluminäre Pilzflora den Organismus mit entsprechenden Stoffwechselsubstraten belasten kann, geht von adhärierenden Sprosspilzen das Risiko einer intensivierten Antigenkonfrontation sowie eines Eindringens in die Mukosa aus. Bemerkenswert ist die Fähigkeit von Candida albicans, sich nach stattgefundener Adhärenz entlang vorgegebener Strukturen wie Zellgrenzen oder mikroskopisch kleiner Diskontinuitäten des Epithels zu bewegen. Mit Hilfe lytischer Enzyme gelingt es den Hefen, Epithelspalten der Mukosa aufzulockern und zwischen den Epithelzellen bis an die Basalmembran heranzuwachsen. Zwar wird in diesem Stadium des Pilzbefalls die basaliäre Grenze noch nicht überschritten, doch findet durch die permanente Präsenz von stoffwechselaktiven Sprosspilzen nahe den Peyer´schen Plaques eine kontinuierliche Konfrontation mit wasserlöslichen Antigenen statt.

Neben den zellassoziierten Antigenen wirken wasserlösliche Candida-Antigene offensichtlich als starkes Allergen, wodurch primär eine Th_2-Antwort getriggert wird. Aktivierte Th_2-Lymphozyten veranlassen nun über ihre charakteristischen Zytokinmuster (IL-4, IL-5 und IL-10) die B-Zellen in IgE- und/oder IgG_4-produzierende Plasmazellen zu differenzieren, während die gleichsam abgegebenen Interleukine 4 und 10 die Th_1-Reaktion hemmen.

Bei Patienten, die eine genetische Veränderung der α-Untereinheit des IL-4 Rezeptors der B-Zellen aufweisen, wird IL-4 verlängert gebunden. Die daraus resultierende Signalverstärkung zieht eine nochmals gesteigerte IgE-Bildung nach sich. Somit kann C. albicans unabhängig von der Keimzahl bei prädisponierten Patienten als starkes Allergen wirken, welches neben allergischen Reaktionen das Immunsystem negativ beeinflusst.

Dieses Phänomen erklärt, warum nicht jede Person gleich auf die intestinale Provokation mit Candida-Antigenen reagiert (Heizmann, Nolting). Im Rahmen der weiteren Immunkaskaden wie die vermehrte Freisetzung von Prostaglandin E2 (PGE2) durch Makrophagen wird eine Vielzahl unspezifischer abdomineller Beschwerden getriggert. Da IgE-Antikörper im Gesamtorganismus zirkulieren, können sich allergische Symptome auch in darmfernen Körperkompartimenten wie dem Respirationstrakt oder der Haut manifestieren bzw. atopische Grunderkrankungen wie allergische Rhinitis, Asthma oder Neurodermitis verschlechtern.

4.4.2 Nachweis spezifischer Lymphozyten gegen Candida albicans

Erkenntnisreiche Einblicke in die komplizierten Wechselbeziehungen zwischen fakultativ pathogenen Hefepilzen und dem Wirtsorganismus eröffnen die längst zur Routine gehörenden serologischen Untersuchungen, bei denen pilzspezifische Antikörper verschiedener Immunglobulinklassen differenziert werden. Dennoch existierten diesbezüglich noch immer erhebliche diagnostische Lücken, die jetzt durch das immundiagnostische Verfahren Candida-Elispot geschlossen werden kann.

Der Elispot misst direkt die Anzahl der aktivierten T-Zellen aufgrund ihrer Zytokinausschüttung. Beim Candida-spezifischen Elispot wird die Interferon-Freisetzung derjenigen T-Lymphozyten gemessen, die Kontakt mit Candida-Antigen hatten. Das Testprinzip ist so sensitiv, dass bereits eine einzelne candidareaktive Zelle nachweisbar ist. Eine solche antigenabhängige Lymphozytenaktivierung ist oftmals deutlich vor einem messbaren Anstieg der Antikörper-Titer vorhanden. Somit kann der Candida-spezifische Elispot in Ergänzung zur Serologie wichtige Zusatzinformationen zur Beurteilung der klinischen Relevanz eines kulturellen Candida-Nachweises im Stuhl sowie der Therapieindikation liefern.

Auch zur Kontrolle des Therapieverlaufs ist der Elispot geeignet: nach effektiver antimykotischer Behandlung und Stabilisierung des Darmmilieus wird die messbare Lymphozytenantwort ca. 4-6- Wochen nach Therapie überwiegend negativ. Das Elispot-Ergebnis gibt somit Aufschluss über die Effektivität der antimykotischen Maßnahmen und die eventuell notwendige Fortsetzung der Milieustabilisierung.

Indikation für den Candida-spezifischen Elispot
- Beurteilung der klinischen Relevanz positiver kultureller Stuhlbefunde
- Differenzierung zwischen transitorischem und invadierendem Candida-Befund im Stuhl
- Nachweis einer Mykose
- Differenzierung zwischen chronischer und ausgeheilter Mykose
- Identifizierung von IgE-triggernden Noxen

Das Testprinzip beruht auf dem Nachweis einer Antigen-spezifischen Sekretion von Interferon-γ. Es handelt sich um ein technisch modernes Verfahren, das die Möglichkeit bietet, nach einer Stimulation die Immunantwort spezifischer reaktiver Lymphozyten auf Einzelzellebene zu quantifizieren. Das von den Lymphozyten gebildete Interferon-γ wird durch spezifische Antikörper auf der Reaktionsfläche gebunden. Durch Gegenfärbung mit einem farbmarkierten Zweitantikörper entstehen Spots, die auf der Zytokinproduktion einzelner Lymphozyten beruhen. Somit kann jede einzelne reaktive Zelle nachgewiesen werden.

Die Vorteile des Elispot-Verfahrens sind eindeutig:
- 20 bis 200-fach sensitiver als ein ELISA
- eine reaktive Zelle unter 100.000 Lymphozyten ist detektierbar

Im Gegensatz zu antigenspezifischen Proliferationsuntersuchungen ist ein direkter Nachweis antigenspezifischer Zytokinsekretion möglich.

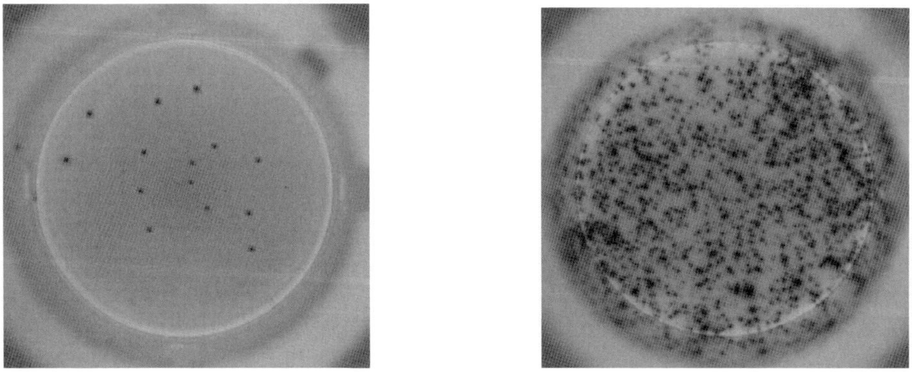

Abb. 11: Beispiel Elispot: unstimulierte Negativkontrolle (links). Positives Ergebnis nach Kontakt mit Candida-Antigenen (rechts).

Zur Auswertung der Candida-Elispots werden die Messergebnisse als Stimulationsindex berechnet. Dieser gibt die faktorielle Spotinduktion in Vergleich zur unstimulierten Negativkontrolle an.

	Index	Normwert
Negativkontrolle:	1,0	
Positivkontrolle:	15,6	> 4,0
Candida-Antigen:	12,3	< 4,0

5 IgG-vermittelte Nahrungsmittelunverträglichkeiten

Der diagnostische Ansatz, IgG-Tests routinemäßig bei Patienten mit Nahrungsmittelunverträglichkeiten einzusetzen, wurde zunächst von den klinischen Ökologen in den USA propagiert, wo auch die ersten wissenschaftlichen Arbeiten zu diesem Thema veröffentlicht wurden. Erst Anfang der achtziger Jahre wurden in Deutschland von einigen wenigen Praxen entsprechende Tests zur Diagnostik von Nahrungsmittelunverträglichkeiten eingesetzt. Inzwischen kann davon ausgegangen werden, dass in Deutschland täglich mehrere hundert IgG-/IgG_4-Nahrungsmittel-Tests durchgeführt werden. Auch wenn die Bedeutung nahrungsmittelspezifischer IgG-Antikörper noch kontrovers diskutiert wird, sollte zumindest ein orientierender Test immer dann in Erwägung gezogen werden, wenn der Patient Beschwerden hat,

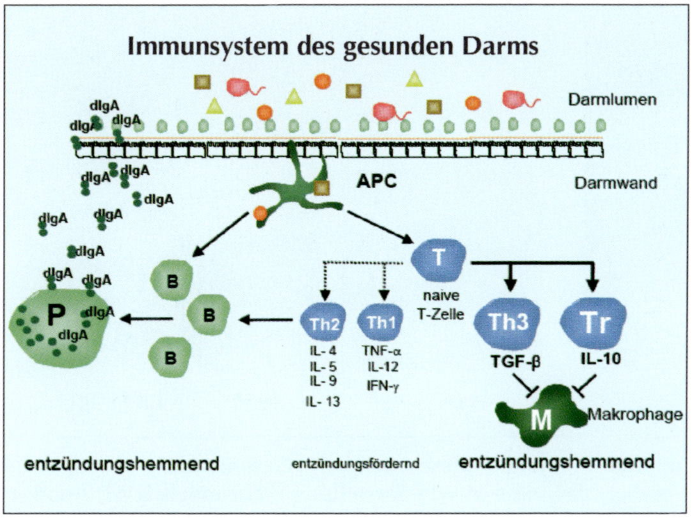

Ausgeglichene Immunlage

- *Kontrollierte Antigenaufnahme*
- *regelrechte sIgA-Bildung, dadurch Redu-zierung des Antigen-stresses*
- *Erhaltung der oralen Toleranz durch TH3- und TR1-Aktivität*

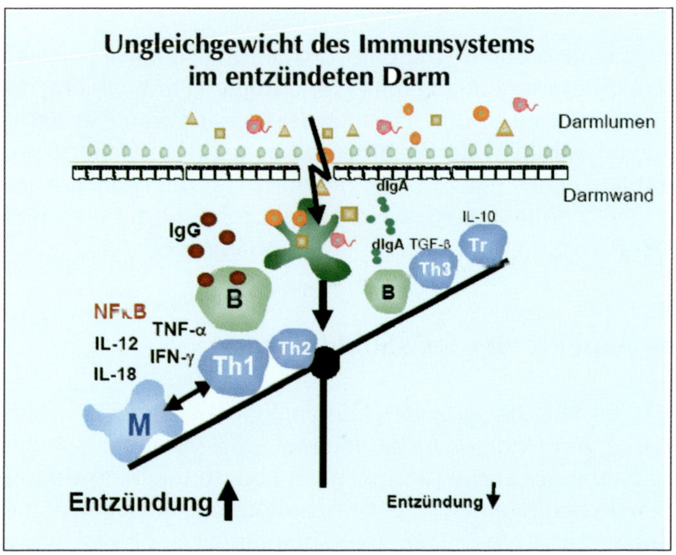

Schieflage der Immunregulation

- *Entzündungsbedingt erhöhte Permeabilität der Mukosa*
- *durch Antigenstress vermehrte Makrophagentätigkeit mit daraus resultierendem TH1-Shift*
- *reduzierte sIgA-Bildung*
- *vermehrte IgG-Bildung*
- *dadurch vermehrte Immunkomplexbildung*

Abb. 12: Immunsystem des Gesunden und entzündeten Darms.
Quelle: Holtmann M, Beeinflusst die Ernährungstherapie das Immunsystem der intestinalen Mukosa? Aktuel Ernaehr Med 2005; 30: 136-141
Abdruck mit freundlicher Genehmigung von Georg Thieme Verlag KG, Stuttgart

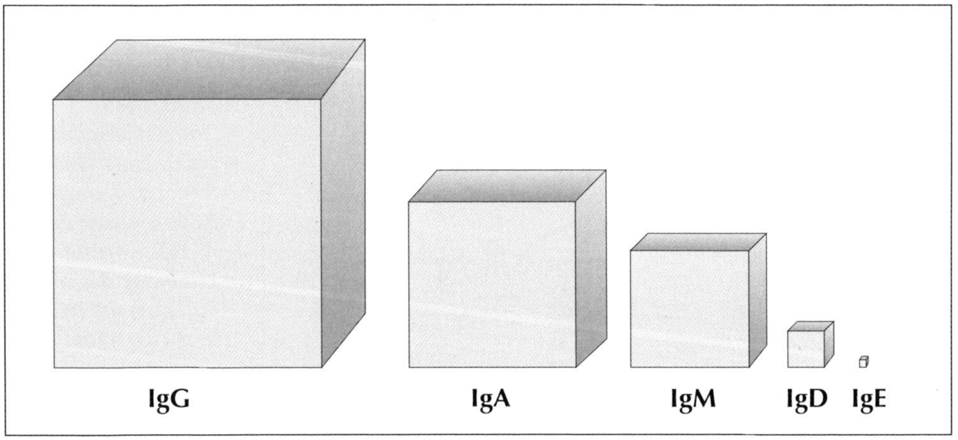

Abb. 13: Relative Anteile der fünf Immunglobulinklassen beim Gesunden. Der Anteil an IgE ist bei Nichtatopikern so gering, dass eine Würfeldarstellung nicht möglich ist. (mod. n. Mygind N et al., 1998)

die trotz negativer klassischer IgE-Nahrungsmittelallergie-Tests eben doch an eine solche denken lassen (s. IgG- oder IgG_4-Test?).

Wie zuvor beschrieben, steht eine verstärkte Bildung von nahrungsspezifischen IgG-Antikörpern in unmittelbarem Zusammenhang mit einer erhöhten Permeabilität der Intestinalschleimhaut. Bei Patienten mit erhöhten Werten der fäkalen Parameter alpha-1-Antitrypsin und Calprotectin korreliert der Stuhlbefund dementsprechend häufig mit hohen IgG-Antikörpertitern. Dies gilt in besonderem Maße für Patienten mit chronisch-entzündlichen Darmerkrankungen wie Morbus Crohn. Somit empfiehlt sich die IgG-Diagnostik bei Patienten mit entsprechender Anamnese.

5.1 Immunologische Aspekte der IgG-Subklassen

Beim Menschen bestehen 70 bis 80% der gesamten Immunglobuline aus IgG (Abb. 13), die sich auf 4 Subklassen verteilen). Die einzelnen IgG-Klassen unterscheiden sich strukturell deutlich voneinander und sind prozentual ebenso ungleich verteilt. Die strukturellen Unterschiede bedingen verschiedene biologische Aktivitäten. IgG neutralisieren Toxine, agieren durch Opsonisierung (Optimierung der Phagozytose durch Anlagerung) und initiieren immunologische Folgereaktionen wie Komplementaktivierung. Die Natur des abzuwehrenden Antigens sowie die Dauer der Antigenexposition haben großen Einfluss darauf, welche IgG-Subklassen bei einer humoralen Immunantwort gebildet werden. Während IgG_4 vornehmlich bei chronischer Allergenstimulation gebildet wird, reagieren die IgG-Subklassen 1-3 auf Kontakt mit

Bakterien oder Viren. Dementsprechend binden in erster Linie IgG_4-Ak an Nahrungsantigene. Hinsichtlich der Typ-III-Allergien dominieren IgG_1-Antikörper. Sie spielen eine entscheidende Rolle in der Entstehung von Entzündungsreaktionen.

5.2 IgG_4-Antikörper

Das humorale Immunsystem bringt bei chronischer Allergenkonfrontation IgG_4-Ak hervor, die hinsichtlich ihrer Allergenspezifität den jeweiligen IgE-Antikörpern entsprechen. Die IgG_4 –Antikörper binden freie Antigene, so dass IgE-vermittelte Allergiemechanismen nicht mehr stattfinden können. Dadurch wird trotz erhöhter IgE-Spiegel und Allergenkontakt eine Mastzelldegranulation verhindert. Dieses Phänomen macht man sich im Rahmen der Desensibilisierung z. B. gegen Insektengift zu nutze. Dabei wird durch Applikation kleinster Antigenmengen die o.g. chronische Allergenstimulation nachgeahmt. Das humorale Immunsystem beantwortet die permanente Allergenkonfrontation mit der Expression spezifischer IgG_4-Antikörper. Dieses Phänomen ist Grundlage der derzeit gängigen Lehrmeinung, dass den spezifischen IgG_4-Antikörpern eine positive Rolle im Allergiegeschehen zukommt.

Die IgE- und IgG-Produktion unterliegt unterschiedlichen Regeln: Eine maximale IgE-Produktion wird auch bei relativ seltenem Kontakt mit sehr geringen Allergenmengen erreicht. Ein intensiverer Kontakt mit dem Allergen begünstigt die IgG-Bildung.

Zwar sind IgG_4-Antikörper allergenspezifisch, doch besteht noch Uneinigkeit darüber, ob sie ihrerseits allergische Unverträglichkeitsreaktionen auslösen können. So steht zur Diskussion, ob IgG_4-Antikörper aufgrund ihrer Eigenschaften auch um die gleichen Bindungsstellen wie IgE an den spezifischen Rezeptoren im Gewebe oder auf den basophilen Granulozyten konkurrieren können. Zumindest am Tiermodell wurde gezeigt, dass Mastzellen und Basophile einen IgG-Rezeptor aufweisen, so dass durch Bindung auch entsprechende Immunreaktionen ausgelöst werden könnten. Darüber hinaus ist zu berücksichtigen, dass nach Allergenkontakt IgE- sowie IgG_4-Antikörper aufgrund gleicher Zytokinmuster von Th_2-Lymphozyten gebildet werden. Im Gegensatz zu den Subklassen 1-3 bindet IgG_4 kein Komplement.

5.3 IgG-Antikörper können mehrere Antigene gleichzeitig binden

Da IgG-Antikörper bivalent sind, können sie zwei Antigene gleichzeitig binden und damit Vernetzungen zwischen einer Vielzahl von Antigenen schaffen (Immunkomplexbildung). Geschieht dies moderat, findet eine weitgehend asymptomatische Phagozytose dieser Immunkomplexe statt. Übersteigt die Anzahl der Immunkomplexe die Phagozytose-Kapazität, kommt es sowohl zu einer Aktivierung des Komplement-

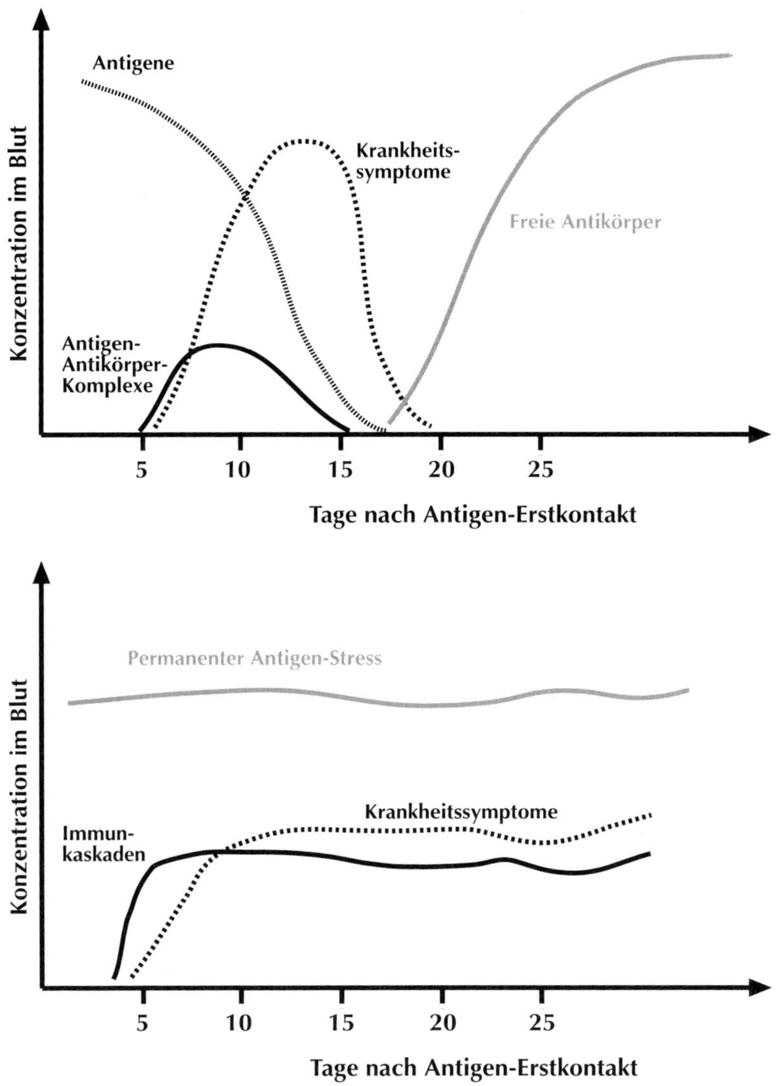

Abb. 14:
a) Die Antigene nehmen durch eine vermehrte Antikörperaktivität rasch ab. Besonderheit: IgG-Ak können mehrere Antigene gleichzeitig binden (=Komplexbildung). Bleibt bei den Antigen-Antikörper-Komplexen der Antigenzustrom aus, gehen die Symptome zurück. Bei geringem Antigenzustrom bleibt der Prozess primär asymptomatisch.
b) Bei permanentem Antigenstress ist die Abbaukapazität für die große Menge von Immunkomplexen überfordert. Weitere Immunkaskaden werden aktiviert. Die Krankheitssymptome bleiben bestehen oder entwickeln sich neu.

systems als auch von Makrophagen, Granulozyten und Thrombozyten. Insbesondere bei Antigen-Überschuss im Vergleich zu den zur Verfügung stehenden Antikörpern zirkulieren über längere Zeit kleine, lösliche Immunkomplexe, die nur langsam abgebaut werden. In Abhängigkeit des quantitativen Ausmaßes der Antigen-Antikörperkomplexbildung werden die initiierten Immunreaktionen für den Patienten spürbar, da sich die Immunkomplexe am Gefäßendothel, im Bereich der Gelenke, in der Haut, im Muskel und an anderen Orten ablagern. Diese Ablagerungen werden nun vom Komplementsystem sowie von chemotaktisch angelockten und aktivierten Phagozyten attackiert. Sie setzen Proteasen, Oxidanzien und Entzündungsmediatoren frei, die letztlich die unterschiedlichsten Beschwerden hervorrufen können.

Zu den klassischen Typ-III-Reaktionen, die in erster Linie durch IgG_1 vermittelt werden, gehören auch die Taubenzüchterlunge (Antigene im Taubenkot) und die Farmerlunge (Schimmelpilzantigene). Durch die dauerhafte, lokale Antigenaufnahme über die Atemwege kommt es ebenso zu einer vermehrten Bildung von spez. IgG-Antikörpern, die in der Lunge präzipitieren und entsprechende Reaktionen hervorrufen (exogen allergische Alveolitis).

Auch Infektionen können eine systemische Typ-III-Reaktion auslösen. Sobald eine Antikörperproduktion initiiert wurde, aber die Bemühungen des Immunsystems nicht ausreichen, um die Erreger (z. B. Streptokokken bei chronischer Tonsillitis) vollständig zu eliminieren, entstehen permanent über längere Zeit Immunkomplexe. Auch der systemische Lupus erythematodes ist eine Typ-III-Reaktion – allerdings unklarer Genese.

5.4 Die Höhe der Antikörper-Spiegel korreliert mit den Symptomen

Hat eine Sensibilisierung stattgefunden, wird bei jedem erneuten Kontakt mit dem Allergen die Antikörperproduktion stimuliert. Wird die erhöhte Schleimhautdurchlässigkeit als primäre Noxe nicht abgestellt, kommt es zu einer chronischen Belastung der immunologischen Systeme. Die Antikörper-Titer steigen. Je intensiver die Antikörperbildung (je höher die Titer) und der Antigeneinstrom, umso intensiver die Bildung von Antigen-Antikörperkomplexen mit entsprechenden Folgereaktionen.

Die Erfahrungen in der Praxis haben gezeigt, dass bei Nachweis von IgG-Antikörpern gegen ein Nahrungsmittel nicht zwingend eine klinische Relevanz zu erwarten ist. Schließlich findet man entsprechende Antikörper in niedrigen Konzentrationen auch bei klinisch Gesunden. Man weiß aber eben nicht im Voraus, ob und wie stark eine Antikörperbildung stattfindet und ob das Beschwerdebild des Patienten mit entsprechenden Immunreaktionen zusammenhängt oder nicht.

5.5 Nahrungsmittel-spezifische IgG-Antikörper: klinisch relevant oder nicht?

Während die Immunmechanismen der IgE-vermittelten Reaktionen aufgeklärt sind, gibt es hinsichtlich der IgG-Reaktionen in Zusammenhang mit Nahrungsmitteln noch wenige Daten, um eindeutige Aussagen machen zu können. Dennoch rechtfertigen die überzeugenden empirischen Erfahrungen die Anwendung entsprechender Testverfahren. Allerdings sollte stets darauf geachtet werden, dass IgG- vermittelte Abwehrreaktionen gegen Nahrungsmittel nicht im gleichen Kontext wie die klassischen Typ-I-Allergien kommuniziert werden. IgG_1-vermittelte-Reaktionen sind prinzipiell Typ-III-Reaktionen. Hinsichtlich IgG_4-vermittelter Reaktionen ist derzeit die Zuordnung ungeklärt.

Bei der Abwehr von Infektionserregern erscheinen IgG-Antikörper im Rahmen der Primärreaktion einige Zeit nach den IgM-Antikörpern, die als erste gebildet werden und deren Spiegel mit zunehmendem Anstieg der IgG-Ak wieder abfallen. IgG löst also nach einer gewissen Zeit der immunologischen Auseinandersetzung IgM ab. IgG-Antikörper werden aber nicht nur bei längerem Antigenkontakt exprimiert, sondern auch bei Zweitkontakt mit dem Antigen. Der Zweitkontakt führt zu einem raschen Anstieg von IgG bei nur noch moderatem Anstieg von IgM. Die Höhe der IgG- und IgM-Antikörperspiegel und deren Relation zueinander hilft bei der Beurteilung akuter, chronifizierter oder durchgemachter Infektionen. So kann der Nachweis von Erregerantikörpern vom IgG-Typ auch als Ausdruck des immunologischen Gedächtnisses als länger zurückliegende Infektion gedeutet werden (z. B. bestätigen Rötelnvirus-IgG-Antikörper eine länger zurückliegende Infektion).

Die Vorstellung, dass den regelmäßig in geringen Mengen intestinal aufgenommenen Nahrungsproteinen keine klinische Bedeutung zukommt und nachweisbare IgG-Antworten prinzipiell unbedeutend sind, ist unzulänglich.

In kritischen Diskussionen über IgG-Nahrungsmitteltests wird nicht selten dieses Phänomen unmittelbar auf nahrungsmittelspezifische IgG-Antikörper übertragen, was bedeuten würde, dass z. B. Kasein-IgG-Antikörper lediglich anzeigen, dass in der Vergangenheit Kontakt mit Kasein stattgefunden hat und dass dies physiologisch oder zumindest unbedeutend ist. Auch wenn IgG-Antikörper gegen Erreger Ausdruck einer Immunität sein können, die im Falle eines Zweitkontaktes den Organismus weitgehend vor klinischen Symptomen bewahrt, kann das nicht zwangsläufig auf IgG-Nahrungsmittelantikörper übertragen werden. Die Antigeneigenschaften, die Quantität des Antigeneinstroms sowie die Dauer des Antigenkontaktes müssen berücksichtigt werden.

5.6 IgG-vermittelte Nahrungsmittelunverträglichkeiten in der wissenschaftlichen Literatur

Atkinson et al. publizierten 2004 in der Fachzeitschrift „Gut" eine Arbeit, in der gezeigt werden konnte, dass Patienten mit Darmstörungen signifikant von einer Diät auf Grundlage eines IgG-Tests profitieren. 150 Patienten mit Reizdarmsyndrom wurde über 3 Monate eine Diät verordnet. Die Verum-Gruppe erhielt eine Diät auf Basis eines IgG-Testes, in der Plazebo-Gruppe wurden willkürlich ausgewählte Nahrungsmittel eliminiert. Die Stärke der Symptome wurde mit einer ganzen Reihe von Symptom-Scores bewertet. Die Verum-Gruppe zeigte eine signifikante Verbesserung der Symptome gegenüber der Plazebo-Gruppe. Aufgrund der beeindruckenden Resultate wurde empfohlen, weitere Studien durchzuführen, um die Pathomechanismen aufzuklären.

Die Arbeit von Atkinson wurde von Kritikern der Thematik abgewertet und als irrelevant abgetan.

Kritische und insbesondere penetrant abwertende Stellungnahmen sollten ebenfalls stets kritisch hinterfragt werden. Der Arzt Christian Wulff, Sülfeld, hat das getan:

Kleine-Tebbe et al. konstatierte 2005 im Deutschen Ärzteblatt: „...sind Diätempfehlungen und therapeutische Konsequenzen aufgrund von IgG-Bestimmungen gegen Nahrungsmittel als unbegründet abzulehnen" und verweisen auf eine Editor´s Note von Wüthrich in der Zeitschrift Allergologie 2005. Dieser bezieht sich u.a. auf die erwähnte Veröffentlichung von Atkinson 2004 in GUT, die „...wegen Mangels einer echten Kontrollgruppe und Fehlen von Provokationstests auf die IgG-positiven Nahrungsmittel in einer Flut von Stellungnahmen heftig kritisiert" würde.

Aufmerksames Lesen des Atkinson-Artikels macht allerdings deutlich, dass es sehr wohl eine im randomisierten Doppelblindverfahren bestimmte Kontrollgrupppe gab (sham-diet, 66 Patienten), die eine Schein-Diät erhielt. Diese Kontrollgruppe wurde verglichen mit einer Verum-Gruppe (true-diet, 65 Patienten). Der Symptom-Index als Ausdruck der Schwere der Reizdarm Symptomatik hatte sich in der Verum-Gruppe mit „high degree of adherence" um 101 Punkte stärker verbessert als in der Kontrollgruppe (p< 0,001). Nach 12 Wochen wurde der Provokationstest durchgeführt (siehe Text S. 1462 – 1463 der Arbeit): von den ursprünglich 131 Patienten „...agreed ...93 patients (d. Verf) ...to attempt reintroduction of foods they had been asked to eliminate..." Die auswertbaren Patienten beider Gruppen wurden verglichen und der Reizdarm-Symptom-Index „...increased by 83.3 points in the true group and by 31 in the sham group (...p < 0,003)..."

Eysink et al. konnten bei einjährigen Kindern erhöhte IgG-Antikörper gegen verschiedene Nahrungsmittel nachweisen, wobei Eiklar, Orange, Kuhmilch sowie eine Mischung aus Reis und Weizen eine besondere Rolle spielten. Die Studie ergab, dass atopische Kinder öfter hohe IgG-Ak-Spiegel gegen Nahrungsmittel aufweisen als nichtatopische. Da bei den atopischen Kindern die IgG-Antikörper vor Bildung der analogen IgE-Antikörper detektierbar waren, postulieren die Autoren, dass die Bestimmung von IgG-Antikörpern für die Früherkennung atopischer Risiken nützlich sein könnte.

Jenmalm et al. untersuchten in einer Studie an 96 Kleinkindern die Entwicklung von Antikörpern der IgG-Unterklassen gegen Lebensmittel und Inhalationsallergene. Antikörper der IgG-Unterklassen gegen Ovalbumin, Hautschuppen von Katzen und gegen das Birkenpollenallergen Bet v 1 wurden nach der Geburt mit 6 Monaten, 18 Monaten und 8 Jahren analysiert. Es konnte gezeigt werden, dass atopische Symptome mit hohen Antikörper-Spiegeln der IgG-Unterklassen (besonders IgG_4) gegen die Allergene verknüpft waren. Fazit der Autoren: Atopie ist verknüpft mit hohen Antikörper-Spiegeln der IgG-Unterklassen, besonders mit IgG_4, was auf eine Abweichung des Immunsystems in Richtung Th_2-ähnliche Immunantwort bei atopischen Kindern hinweist.

Im *Farbatlas der Allergologie* (Mygind et al.) wird beschrieben, dass IgG-Nahrungsmittelantikörper bereits in der frühen Kindheit moderat gebildet werden, ohne dass dem eine pathogenetische Bedeutung zukäme, dies aber im Falle einer verstärkten IgG-Antwort keineswegs sicher ist. Die ablehnende Ansicht einer klinischen Bedeutung erfolgt nicht, und es wird zumindest die theoretische Möglichkeit in Betracht gezogen, dass es durch Immunkomplexbildung zu Folgereaktionen und assoziierten Beschwerden kommen könnte. Ein Bezug zu Menschen mit negativen IgG-Antikörpern wird nicht hergestellt.

Wütherich beschreibt gut dokumentierte Typ-III-Reaktionen, die mit Arthralgien, Gelenkschwellungen, Fieber, Urtikaria oder als Purpura-Schoenlein-Hennoch imponieren, wobei als Antigene Kuhmilch und Schweinefleisch gesichert werden konnten.

Es wäre denkbar, dass diese Phänomene von den Kritikern nicht interpretiert werden, da ihre Existenz vollständig an ihnen vorbeigegangen ist. Die Kritik bezieht sich ja in aller Regel auf theoretische Werte und den Hinweis, dass es wenig Literatur zum Thema gäbe. Üblicherweise fließen keine persönlichen Erfahrungswerte in die Diskussion ein.

Fazit: Eine Antikörperbildung gegen Nahrungsmittelantigene in großem Umfang kann nicht automatisch physiologisch bewertet werden, kann sie doch stets Ausdruck eines erhöhten Antigeneinstroms sowie einer gestörten Immunbalance sein. Darüber hinaus wäre zu beantworten, wieso bei vielen Menschen keinerlei IgG- oder IgG_4-Antikörper gegen Nahrungsmittel nachweisbar sind, während bei anderen hohe Ak-Titer detektiert werden. Bei einer Auswertung von 100 Untersuchungen, die in der GANZIMMUN AG durchgeführt wurden, fielen 17,25% negativ aus (Tab. 4).

Die Mechanismen einer gestörten oralen Toleranz wurden erst vor wenigen Jahren durch den Nachweis der bisher unbekannten TH_3- und TR_1-Zellen wesentlich besser verstanden. Es ist zu erwarten, dass die klinische Bedeutung einer erhöhten IgG-

Tab. 4: 100 IgG-Antikörper-Tests gegen jeweils 16 unterschiedliche Hauptallergene. Prozentuale Verteilung der Klassen

Klasse	prozentuale Verteilung der Klassen
0	17,25
1	11,75
2	19,62
3	19,50
4	10,75
5	11,75
6	9,37

Antikörperbildung gegen Nahrungsmittel durch neue immunologische Erkenntnisse und zukünftige Studien untermauert werden kann.

5.7 IgG- oder IgG_4-Test? Welches Verfahren wählen?

Eine Unterscheidung der verschiedenen Mechanismen an Hand der klinischen Symptomatik ist nur ungenau möglich und kann vorerst eine grobe Orientierung geben. Die durch die Subklassen IgG_{1-3} vermittelten Typ-III-Reaktionen werden zu den verzögerten bzw. Spätreaktionen gezählt. Müdigkeit, Fieber, Muskel- und Gelenkschmerzen, Migräne/Kopfschmerzen, generalisierte Urtikaria gehören zu den typischen Beschwerden. Bei Patienten, bei denen eine vermehrte IgG_4-Antikörperbildung nachweisbar ist, lassen sich eher akuttypische Reaktionen wie Asthma, Ekzembildung, Diarrhoe oder unspezifische Bauchschmerzen beobachten.

Eine praxisgerechte und gleichsam kostengünstige Entscheidungshilfe bietet ein Vortest, bei dem mittels einer Auswahl von je 4 Allergenpools, die jeweils 4 Hauptallergene enthalten, parallel die Antikörperbindung aller IgG-Subklassen sowie der isolierten Subklasse IgG_4 untersucht wird (Präscreen-Kombi®). Das nachgewiesene Reaktionsmuster und die Antikörper-Klasse ermöglichen eine Entscheidung darüber, mit welchem Verfahren eine differenzierte Anschlussdiagnostik erfolgen sollte.

Erste vorsichtige Schätzungen zeigen, dass ca. 55 % der Patienten deutlicher über IgG-Subklassen reagieren, während bei 39% die isolierte Subklasse IgG_4 reagiert. In ca. 6% der Fälle lassen sich mit beiden Testverfahren weitgehend identische Reaktionen nachweisen.

6 Differenzialdiagnostische Überlegungen

Beschwerden, die im Zusammenhang mit Nahrungsmitteln auftreten, werden nicht selten per se als „Allergie" interpretiert. Andererseits können sich Nahrungsmittel-getriggerte Beschwerden in einer Form äußern, die kaum eine Unverträglichkeit vermuten lassen. Es ist somit unabdingbar, dass aufgrund der verwirrenden Vielzahl an möglichen Ursachen dem Behandler ein umfangreiches Spektrum an aussagekräftigen Laborparametern zu Verfügung stehen muss, welche im Sinne einer rationalen Stufendiagnostik anzuwenden sind.

6.1 Pseudoallergische Reaktionen

Pseudoallergische Reaktionen sind Entzündungsreaktionen, die auf der nichtimmunologischen Freisetzung von in Granulozyten gebildeten Entzündungsmediatoren wie Sulfidoleukotrienen und Histamin beruhen. Auslöser sogenannter pseudoallergischer Reaktionen können Nahrungsmittelfarb- und -zusatzstoffe, Arzneimittelhilfsstoffe, Medikamente und natürliche Nahrungsmittelinhaltsstoffe sein. Die Symptome reichen von der Urtikaria, Rhinitis, Asthma bronchiale bis hin zu schweren anaphylaktoiden Kreislaufreaktionen.

Der Nachweis pseudoallergischer Reaktionen erfolgt mit dem zellulären Antigen Stimulations Test (CAST). Die aus einer Patientenprobe isolierten Zellen werden mit den entsprechenden Allergenen bzw. Antigenen stimuliert. Es kommt zu einer Neubildung allergischer Entzündungsmediatoren, der Sulfidoleukotriene LTC4 und ihrer Metabolite LTD 4 und LTE4. Aus dem Zellüberstand werden diese Leukotriene mittels Elisa bestimmt. Der positive Nachweis spricht für eine Pseudoallergie gegen das entsprechende Allergen. Medikamente wir Corticosteroide, Cromoglycinsäure oder nichtsteroidale Antirheumatika sollten mindestens 24 Stunden vor der Blutentnahme abgesetzt werden.

Tab. 5: Zusammenstellung von typischen Substanzen, die eine pseudoallergische Reaktion auslösen können. Aus wirtschaftlichen Gründen können zunächst sog. Pools getestet werden, in denen verschiedene Stoffe kombiniert und gemeinsam getestet werden.

Lebensmittel-farb-Pool 1	Chinolin Gelb (E104), Gelb-Orange (E110), Azurobin (E122) Amaranth (E123), Cochinellerot (E124)
Lebensmittel-farb-Pool 2	Erythosin (E127), Patentblau (E131), Indigokarmin (E132) Brillant-schwarz (E151)
Zusatzstoff-Pool	K-Metabisulfit (E220-227), Na-Benzoat (E211), Na-Nitrit (E250) Na-Salicylat, Tartrazin (E102)

6.2 Histaminintoleranz / Histaminose

Unter einer Histaminose versteht man ein Missverhältnis zwischen dem Auftreten von Histamin und der Kapazität des Organismus zum Abbau des anfallenden Histamins.

Histamin ist einerseits ein körpereigenes Gewebshormon, andererseits entsteht es bei der Lagerung und Reifung von Lebensmitteln. Immer wenn Bakterien zur Her-

Tab. 6: Beschwerden durch Histaminüberschuss

Ein Überschuss an Histamin kann zu folgenden Beschwerden führen:
• Histaminkopfschmerz (Migräne) • Flush (Erröten nach Alkoholgenuss, v.a. Rotwein, Sekt, Likör) • Durchfälle, Bauchkrämpfe, Erbrechen • niedriger Blutdruck • Herzrasen • generaliserter Juckreiz • Quinckeödem (Anschwellen der Lippen, Lider und Gesicht, Atemnot) • allergische Reaktionen wie „verstopfte" Nase, gerötete Augen, Asthma bronchiale • Schlafstörungen

Tab. 7: Histaminarme und histaminreiche Lebensmittel

Histaminarm	Histaminreich
Frische Milch(-produkte), Butter, Kefir, Topfen, Hüttenkäse, Joghurt	Lang gereifter Käse wie Gouda, Camembert, Emmentaler, Schimmelkäse
Frisches Fleisch, tiefgefrorenes Fleisch	Geräuchertes, gepökeltes, getrocknetes, schlecht gelagertes, verdorbenes, mariniertes Fleisch
Frischer Fisch, tiefgefrorener Fisch: Dorsch, Seelachs, Scholle, Kabeljau	Geräucherter, getrockneter, verdorbener, schlecht gelagerter marinierter Fisch: Hering, Sardellen, Thunfisch, Makrele, Selchfleisch, Salami, Osso collo
Frisches Gemüse und Obst: grüner Salat, Kirschen, Zitronen, Kohl, Bohnen	Sauerkraut, Tomaten, Spinat, Banane, Orange, Kiwi, Erdbeere, Apfel, Kürbis, Karotte, Ananas
Schnaps, Weißwein, saure Weine	Rotwein, Likör, Sekt, Champagner
Gemüsesäfte, Bohnen-, Malzkaffee	Brennesseltee, schwarzer Tee
	Schokolade, Nougat, Kakao, Rotweinessig, Knabbergebäck

stellung und Reifung von Nahrungsmitteln eingesetzt werden, entsteht Histamin. Generell gilt: Je länger ein Nahrungsmittel reift, desto größer ist die enthaltene Histaminkonzentration. Darüber hinaus gibt es Nahrungsmittel, die per se viel Histamin enthalten. Hierzu gehören Spinat, Bananen, Äpfel, Karotten u.a. (Tab. 7). Zudem existieren Obstsorten, die zwar selbst kein Histamin enthalten, aber dessen Freisetzung im menschlichen Organismus bewirken und deshalb als Histaminliberatoren bezeichnet werden. Zu nennen wären hier Erdbeeren und Ananas. Weitere Histaminliberatoren sind bestimmte Medikamente, u.a. einige nichtsteroidale Antirheumatika, Röntgenkontrastmittel, Antibiotika, Chemotherapeutika.

Histamin kann im Verdauungstrakt durch das Enzym Diaminoxidase (DAO) in die Stoffwechselprodukte Acetaldehyd und Essigsäure abgebaut werden. Die DAO ist ein kupferhaltiges Enzym, welches den Cofaktor Vitamin B_6 benötigt. Hieraus erklärt sich, dass ein Vitamin-B_6-Mangel eine Histaminose bedingen kann. Auch Alkohol hemmt die DAO. Die Beschwerden treten meist kurz nach Verzehr einer histaminreichen Mahlzeit oder nach Alkoholgenuss auf. Der Verdacht auf eine Histaminintoleranz besteht, wenn mindestens zwei der in Tab. 5 genannten Symptome auftreten.

Die Aktivität der Diaminoxidase (DAO) kann mittels einer Serumuntersuchung bestimmt werden. Ist die Aktivität vermindert und liegt eine entsprechende Symptomatik vor, spricht man von einer Histaminose oder Histaminintoleranz. Betroffene sollten histaminreiche Nahrungsmittel meiden und evtl., je nach Ausprägung der Symptome, ein Notfallset (Adrenalin-Spray, Antihistaminikum Tabl. und Kortison Tabl.) bei sich führen. Ferner besteht die Möglichkeit, Histamin im Urin oder Plasma zu bestimmen. Eine Histaminbestimmung kann z. B. auch im Rahmen von Provokationsuntersuchungen sinnvoll sein. Für die Bestimmung der Diaminoxidase wird Serum benötigt. Für die Bestimmung von Histamin im Urin bzw. Plasma wird 12-Stunden-Sammelurin oder EDTA -Plasma gefroren benötigt.

6.3 Typ-IV-Allergien

6.3.1 Immunmechanismen

Die Immun-Pathomechanismen bei Typ-IV-Allergien sind durch sensibilisierte T-Lymphozyten charakterisiert, die durch Rezeptoren in ihren Zellmembranen auf dieselbe spezifische Art wie Antikörper in der Lage sind, Antigene zu erkennen und mit ihnen zu reagieren. Zu den Besonderheiten der Typ-IV-Allergie gehört somit die fehlende Antikörperbildung.

Eine antigeninduzierte Aktivierung der T-Zellen mündet letztlich in die Ausbildung eines Antigen-spezifischen, zytotoxischen T-Zellklons. Findet kein Antigenkontakt mehr statt, transformieren die T-Zellen zu ruhenden Gedächtniszellen. Jeder erneute Antigenkontakt zieht eine erneute Aktivierung nach sich.

Die T-Zell-getriggerte Eliminierung der jeweiligen Antigene wird allerdings nicht durch die Leistung der T-Zellen alleine, sondern wesentlich durch deren verstärkte Freisetzung proinflammatorischer Zytokine gewährleistet, die eine Vielzahl anderer, inflammatorisch wirksamer Zellen anlocken und aktivieren.

Typ-IV-Reaktionen laufen prinzipiell verzögert während 24–72 Stunden nach Antigenkontakt ab, so dass sich der Begriff Spättyp- bzw. verzögerte Allergien etabliert hat. Ein klassisches Beispiel ist die verzögert sichtbar werdende Hautreaktion im Rahmen des Tuberkulin-Testes. Auch Kontaktallergien z. B. im Sinne einer Modeschmuckallergie gehören in die Gruppe der Typ-IV-Reaktionen.

6.3.2 Typ-IV-Reaktionen gegen Nahrungsmittel

Erst seit jüngster Zeit sind systemische Typ-IV-Reaktionen bekannt, die durch Nahrungsmittel, Dentalwerkstoffe (Quecksilber/Palladium), Xenobiotika oder eine gestörte Darm-Immunbarriere ausgelöst werden und sich in Form von Müdigkeit, Ekzemen, Migräne oder entzündlichen Darmveränderungen etc. äußern. Die komplexen Immunkaskaden, die sensibilisierte T-Zellen initiieren, können in manchen Fällen in Autoimmunerkrankungen münden. Im Gegensatz zu den anderen Allergieformen ist eine Toleranzbildung nicht möglich.

Die Erfahrungen mit dem Lymphozytentransformationstest (LTT) haben gezeigt, dass verzögerte Reaktionen gegen Nahrungsmittel häufig für viele unspezifische Beschwerden verantwortlich sind. Bei Patienten mit Neurodermitis oder Asthma bronchiale können Triggerfaktoren, die für unerklärliche Krankheitsschübe oder eine Therapieresistenz verantwortlich sind, sehr gut identifiziert werden. Sensibilisierungen gegenüber Schwermetallen, z. B. aus Dentalwerkstoffen, lassen sich ebenfalls gut nachweisen.

Anmerkung: T-Lymphozyten, welche im Bereich der Lamina propria sowie in den Endothelzellen diffus verteilt sind, können überschießende Immunantworten auch hemmen und unterdrücken somit eine allergische Reaktion auf Nahrungsantigene. Eine eingeschränkte, z. B. durch Zinkmangel verursachte T-Zellfunktion, erhöht also das Risiko allergischer Reaktionen vom verzögerten Typ (Typ IV).

6.3.3 Diagnostik

Bei Verdacht auf eine Typ-IV-Allergie, die sich beispielsweise in Form eines Ekzems manifestiert, wird eine Sensibilisierung mittels Epikutantest abgeklärt. Die verdächtigen Allergene werden in gelöster Form auf die Haut aufgetragen und dort über 48 Stunden belassen. Die etwaige Reaktion wird nun nicht nur nach den 48 Stunden, sondern noch einmal nach 72 Stunden abgelesen. Positive Reaktionen bringen spezifische Effloreszenzen hervor.

Als in vitro-Verfahren hat sich der Lymphozytentransformationstest (LTT) im Sinne eines funktionellen Immuntestes etabliert. Die Lymphozyten des Patienten werden aus Heparinblut isoliert und zusammen mit den verdächtigen Antigenen inkubiert. Liegt eine spezifische Sensibilisierung vor, kommt es zu einer Stimulierung und Proliferation der Lymphozyten. Da jede Proliferation mit einer Steigerung der DNA-Synthese einhergeht, kann das Ausmaß der DNA-Neusynthese labordiagnostisch erfasst werden.

Die Darstellung der Testergebnisse erfolgt als Stimulationsindex. Ein hoher Stimulationsindex ist Ausdruck einer starken Allergenstimulation und belegt das Vorhandensein von allergenspezifisch reagierenden Lymphozyten. Jeder Stimulationsindex stellt einen Mittewert aus drei unabhängigen Messungen dar. Ein Wert kleiner 3 gilt als „nicht reaktiv"; zwischen 3 und 4 als „grenzwertig reaktiv „und größer 4 als „reaktiv" auf das eingesetzte Allergen.

6.4 Glutensensitive Enteropathie (Glutenunverträglichkeit)

Eine besondere Rolle bezüglich immunologischer Reaktionen auf Nahrungsmittel nimmt die Glutensensibilisierung ein. Diese liegt vor, wenn sich Antikörper gegen Gluten nachweisen lassen, ohne dass eine Zottenatrophie erkennbar ist. Wie auch bei Patienten mit einer manifesten Zöliakie dominieren weniger abdominelle als vielmehr unspezifische Symptome das Beschwerdebild.

Allgemeinsymptome wie psychophysische Erschöpfung imponieren deutlich häufiger als die eigentlich zu erwartenden gastrointestinalen Symptome.

Nur 30-40% der Patienten zeigen einen abdominell symptomatischen Verlauf. Zu den möglichen gastrointestinalen Symptomen zählen ein aufgetriebenes Abdomen, Völlegefühl, Appetitlosigkeit, ein irritables Darmsyndrom, abdominelle Schmerzen, Obstipation und Meteorismus. Wechselnd häufig klagen Patienten über Zungenbrennen und allgemeine Abgeschlagenheit. Die häufige atypische Präsentation der Glutenunverträglichkeit erstreckt sich von unklarer Müdigkeit mit Anämie bis hin zu den Folgen von Autoimmunerkrankungen.

Verdächtige Beschwerden:

- Unspezifische Allgemeinsymptome
- Magen-Darmbeschwerden

- Neurologisch-psychiatrische Symptome
- Beschwerden des Bewegungsapparates
- Gestörte Sexualfunktion
- Autoimmunreaktionen

Zur ersten diagnostischen Orientierung dienen die Gliadin-AK sowie die Transglutaminase-Antikörper im Stuhl. Beide Parameter sind Bestandteil des Allergoscreen-Darmcheck, können aber auch einzeln bestimmt werden.

6.5 Kohlenhydratunverträglichkeiten

Kohlenhydratunverträglichkeiten sind sehr verbreitet und überproportional häufig die Ursache für Blähungen, Tenesmen und Durchfallneigung. Aus epidemiologischer Sicht ist der Anstieg der Kohlenhydratintoleranzen auch mit den Veränderungen in der industriellen Lebensmittelverarbeitung assoziiert. So ist der Zusatz von Fruktose zu Fertigprodukten in den letzten Jahrzehnten stark angestiegen und der Fruchtzuckergehalt vieler Obstsorten durch Züchtung ca. 30% höher als vor 20 Jahren. Eine Fruktosemalabsorption tritt in der mitteleuropäischen Bevölkerung mit einer Häufigkeit von 30-40% auf, während von einer Laktose-Intoleranz 15-22% der Europäer betroffen sind.

Beachtenswert ist der Zusammenhang zwischen Depression und Fruktosemalabsorption. Fruktose bindet im Darm das aus der Nahrung stammende Tryptophan und blockiert seine Resorption. Eine unzureichende Tryptophanversorgung zieht einen Serotonin-mangel nach sich, in dessen Folge Depressionen entstehen.

Kohlenhydratunverträglichkeiten sind in seltenen Fällen angeboren. Größtenteils handelt es sich um erworbene Störungen der Zuckeraufnahme aus dem Darm (Malabsorption). In der Regel werden geringe Mengen der Zucker toleriert, so dass bei jedem Patienten die persönliche Toleranzschwelle, ab der Symptome auftreten, gesucht werden muss. Kohlenhydratunverträglichkeiten äußern sich nicht nur in Form von abdominellen Beschwerden, sondern gehen häufig mit extraintestinalen Symptomen einher (Migräne, Depressionen, Schlafstörungen).

Bei einer Kohlenhydratmalabsorption werden die nicht-resorbierten Zucker von der Darmflora unter heftiger Gasbildung (Wasserstoff) verstoffwechselt. Der Wasserstoff wird enteral resorbiert, via Blutweg zur Lunge transportiert und dort abgeatmet. Dieses Phänomen ermöglicht die Diagnosestellung mittels des Atemgastests.

Je nach der im Darm vorhandenen Bakterienspezies können sich auch unerwartete Beschwerden wie eine Obstipation einstellen. So können durch die bakterielle Aktivität auch größere Mengen Stickoxid gebildet werden, welches muskelrelaxierende Wirkungen aufweist und eine Obstipation induziert.

Ein dauerhafter, starker Meteorismus führt zu einem Anstieg des Gasdruckes im Kolon, was eine Störung der Ileozökalklappenfunktion nach sich ziehen kann. Dadurch gelingt es der anaeroben Kolonflora in den Dünndarm aufzusteigen. Durch Vermehrung der Anaerobier wird die physiologische Flora zurückgedrängt und die Mukosa durch das vermehrte Anfallen toxischer bakterieller Stoffwechselmetaboliten geschädigt. Entzündungsreaktionen sowie die schon beschriebenen Permeabilitätsstörungen treten auf. So lässt sich bei Patienten mit Kohlenhydratmalabsorption häufig ein erhöhtes CRP im Serum nachweisen. Das Vollbild einer Dünndarmüberwucherung mit putriden Keimen wird als Overgrowth-Syndrom bezeichnet.

Letztlich kann die intestinale Produktion biogener Amine durch Kohlenhydratmalabsorption-bedingte Veränderungen der Darmflora in erheblichem Umfange zunehmen, so dass sich im weiteren Verlauf des Geschehens eine Histaminintoleranz einstellt.

Literaturverzeichnis

Amasheh S, Meiri N, Gitter AH, Schöneberg T, Mankertz J, Schulzke JD, Fromm M: Claudin-2 expression induces cation-selective channels in tight junctions of epithelial cells. J. Cell Sci. (2002) 115(24): 4969-4976

Asham RB et al.: Innate versus adaptive immunity in Candida albicans infection. Immunol Cell Biol. (2004)

Atkinson et al: Food elimination based on IgG antibodies in irritable bowel syndrome: a randomised controll trial. Gut (2004) 53; 1459-1464

Beckmann G, Rüffer A: Mikroökologie des Darms; Schlütersche Verlagsgesellschaft (2000)

Center J, de Weck AL: Atlas der Immuno-Allergologie, Hogrefe u. Huber

Dumrese J: Pilzdiagnostik in der Praxis; Ralf Reglin Verlag, Köln (1997)

Eysink et al.: Relation between IgG antibodies to foods and IgE antibodies to milk, egg, cat,dog and/or mite in a cross-sectional study. Clin Exp. Allergy (1999) 29(5):604-10

Fallbeispiel auf der 34. Tagung der Deutschsprachigen Mykologischen Gesellschaft: Pilze im Darm lösten Fieberschübe und Schmerzen aus; Ärzte-Zeitung 15.12.2000

Fidel PL: Immunity to Candida. Oral Dis. (2002) 8(2):69-75

Fukaura et al: Induction of circulating myelin basic protein and proteolipid protein-specific transforming growth factor-beta1-secreting Th3 T cells by oral administration of myelin in multiple sclerosis patients. J Clin Invest (1996) 98: 70-77

Gitter AH, Bendfeldt K, Schulzke JD, Fromm M: Leaks in the epithelial barrier caused by spontaneous and TNFa-induced single-cell apoptosis. FASEB J (2000) 14(12): 1749-1753

Heizmann WR,Nolting S: Candida – Intestinaltrakt— Immunsystem— Allergie; Promedico Verlag, Hamburg (1999)

Isolauri et al.: Lactobacillus casei GG reverses increased intestinal permeability induced by cow milk in suckling rats. Gastroenterology (1993) 105: 1643

Isolauri et al.: Probiotics in the management of atopic eczema. Clinical and Experimental Allergy (2000) 30; 1604-1610

James SP et al.: Human gastrointestinal mucosal T cells. In : Mucosal Immunology, Second edition (eds. : Ogra, Mestecky, Lamm, Strober, McGhee, Bienenstock) Academic Press, San Diego (1994) 275-285

Jenmalm MC, Bjorksten B: Entwicklung von Antikörpern der Immunglobulin G Unterklassen gegen Ovalbumin, Birke und Katze während der ersten acht Lebensjahre in atopischen und nicht-atopischen Kindern. Pediatr Allergy Immunol (1999) 10(2):112-21

Jensen-Jarolim E et al.: Hot Spices Influence Permeability of Human Intestinal Epitheial Monolayers. Journal of Nutrition (1998) 128:577-581.

Kidd P.: Th1/Th2-Balance: The Hypothesis, its Limitations and Implications for Health and Disease; Alternative Medicine Review (2003) 8; 3

Kleine-Tebbe et al.: Dt. Ärzteblatt (2005) 27; 1965-1969

Majamaa et al.: Probiotics: a novel approach in the management of food allergy. J Allergy Clin Immunolo. (1999) 2: 179-85

Mankertz J, Tavalali S, Schmitz H, Mankertz A, Fromm M, Schulzke JD: Expression from the human occludin promoter is affected by tumor necrosis factor α and interferon γ. J. Cell Sci. (2000) 113(Pt 11): 2085-2090

Marth T: Universitätskliniken des Saarlandes: Orale Toleranz; Dtsch. Ärzteblatt (1999) 96, Heft 23

Mendling P: Neuere Aspekte zur Ätiologie und Pathogenese von Vaginal-Candidosen; Krh.-Hyg. + Inf.verh.12/1990

Petersen E: Vorkommen und Bedeutung von Vaginal-Candidosen; Krh.-Hyg. + Inf.verh 12/1990

Presseinformation Forschung – Med. Universität Wien: Magen als Kontollorgan gegen allergische Reaktionen; MUV Researcher of the Month; Ho. Univ. Prof. Dr. Erika Jensen-Jarolim

Raithel M et al.: Stimulation der IgE-Bildung bei chronischer Pankreatitis durch Alkoholaufnahme und exokrine Pankreasinsuffizienz; Z. Gastroenterol (2001) 39:269-276

Rieth H: Mykosen; notamed Verlag GmbH, Melsungen. mykologie 4/199

Rock G, Stanfort J: Give us this day our daily germs. Immunology Today (1998) 19: 113-116

Tassignon J et al.: Monitoring of cellular responses after vaccination against Tetanus Toxoid: comparison of the measurement of IFN-gamma production by ELISA, ELISPOT, flow cytometry and real-time PCR. J Immunol Methods. (2005) 30,305(2). 188-98.

Watzl B et al.: Einfluss von Quecksilber auf die Integrität der Darmbarriere sowie auf das darm-assoziierte Immunsystem von BN-Ratten. Bundesforschungsanstalt für Ernährung, Karlsruhe; Institut für Immunologie, Universität Heidelberg.

Wegmann T: Medizinische Mykologie - ein praktischer Leitfaden" Editiones <Roche>

Wüthrich B: Allergologie (2005) 28, 161-164

Wüthrich B: Nahrungsmittelallergien, Schweiz. Med. Wschr. 115, Nr. 41, S. 1428-1436 und 1437-1442 (1985); 116, Nr. 41, S. 1401-1410 (1986).

Zimmermann G: Bedeutung von Stress bei Allergien; OM – Zsch. f. Orthomol. Med. (2005) 1:9-11

Zittermann A: Low vitamin D status is associated with low cord blood levels on IL10. Pediatr Allergy Immunol. (2004) 15, 242ff

B

$IgG_{1\text{-}3}$-vermittelte Nahrungs-mittelallergien (Typ III-Reaktionen)-Praktische Aspekte

Dirk-Rüdiger Noschinski

B IgG_{1-3}- vermittelte Nahrungsmittelallergien (Typ-III-Reaktionen) – Praktische Aspekte

1 Einleitung

Obwohl Typ-III-Nahrungsmittelallergien im Rahmen verschiedener Krankheits- bzw. Symptombilder auftreten und diese (mit-) unterhalten, bleiben sie in der Praxis meist unerkannt. Die herkömmlich durchgeführten IgE-RAST, Prick- oder Scratch-Tests verlaufen unauffällig. Aufgrund der zeitlichen Verzögerung zwischen Allergenexposition und immunologischer Reaktion bleibt der kausale Zusammenhang zwischen Krankheit und Nahrungsmittelallergie in den meisten Fällen verborgen. Eine zusätzliche Erschwernis für die Diagnostik ist, dass die Symptome in den seltensten Fällen mit den klassischen allergischen Erscheinungsbildern wie Hautrötung, Niesen oder Husten einhergehen. Im englischsprachigen Raum hat sich der Begriff delayed food allergy (z. B. Dixon 2000) etabliert, aufgrund oben genannter Eigenschaften könnte „maskierte Allergie" ein passender deutscher Terminus sein. Die wesentlichen Veränderungen, die diese auslösen kann, lassen sich in zwei grundlegenden Reaktionsmustern zusammenfassen, eine Beeinflussung der Hypothalamus-Hypophysen-Nebennieren-Achse mit Änderung der Zytokinmuster, subklinischer Entzündung und Modifikation der Th1-Th2-Balance sowie einen Leaky Gut mit Resorptionsstörungen und Mikronährstoffmängeln. Beide Problematiken führen zu einem vermehrten immunologischen Stress aufgrund der z. T. permanenten Entzündungssituation und durch die Belastung des MALT bzw. GALT im Rahmen des leaky gut syndrome. Dieser immunologische Stress ist ein wesentlicher Faktor für die pathophysiologische Bedeutung der Typ-III-Nahrungsmittelallergie.

Die Typ-III-Nahrungsmittelallergie wirkt sich auf vielfältige Art und Weise auf den Körper des Betroffenen aus. Sie kann mit immunologischen Störungen, psychosomatischen Symptombildern, Darmstörungen bzw. -erkrankungen, Hautproblemen, Bluthochdruck, Kopfschmerzen und Störungen im Allgemeinbefinden einhergehen. Häufiger liegen bei den Betroffenen Meteorismus, Infektanfälligkeit, chronische Entzündungen an den Schleimhäuten, v.a. im Bereich des oberen Respirationstraktes, und eine Verschlechterung des Allgemeinbefindens wie Abgeschlagenheit und Leistungsminderung vor. Bei den nachfolgenden Krankheitsbildern konnten in den letzten Jahren positive Erfahrungen mit einer allergenkarenten Diät und der therapeutischen Beeinflussung der intestinalen Barrierestörung gemacht werden.

2 Assoziierte Krankheitsbilder

2.1 Stoffwechselerkrankungen

Diabetes mellitus Typ I

Beim Diabetes mellitus Typ I kommt es aufgrund einer Autoimmunreaktion zur Zerstörung der β-Zellen. Neben einer Vielzahl von genetischen Komponenten und bestimmten Umweltfaktoren können Nahrungsmittelallergien ebenfalls eine Rolle spielen. So zeigen bei einer Kuhmilchallergie sowohl die Antikörper als auch die in die Immunreaktion induzierten T-Lymphozyten eine Kreuzreaktion gegenüber humanen β-Zellen. Denkbar ist auch, dass es durch den leaky gut zu Sensibilisierungen gegen andere Nahrungsmittel kommt, was den Immunstress weiter erhöht. Eine allergenkarente Diät kann den Antigendruck auf das spezifische Immunsystem reduzieren und so möglicherweise zu einer Verlangsamung der entzündungsbedingten Zellschädigung der β-Zellen führen.

Diabetes mellitus Typ II

Dem Diabetes mellitus Typ II (Altersdiabetes) liegen verschiedene Mechanismen zugrunde. Eine Schlüsselrolle kommt der Insulinresistenz zu. Nach neueren Untersuchungen sind erhöhte Entzündungsmediatoren, allen voran TNF-α, eng mit der Pathogenese der Insulinresistenz verknüpft. Wahrscheinlich besteht hier ein Circulus vitiosus: TNF-α wird nicht nur von Immunzellen, sondern auch von Fett- und Muskelzellen gebildet. Je größer die Fettmasse bzw. je deutlicher die Insulinresistenz ist, desto höher ist der TNF-α-Spiegel. Durch eine allergenkarente Ernährung kann der Immunstress deutlich reduziert werden, was oft zu einer Verbesserung der Glucosetoleranz und einer Gewichtsreduktion führt.

Adipositas

Nicht alle adipösen Patienten können auf die einfache Formel „zu viel Essen - zu wenig Bewegung“ reduziert werden. Führen Übergewichtige ein Ernährungstagebuch, so kann hierdurch relativ schnell die durchschnittliche tägliche Kalorienzufuhr ermittelt werden. Dabei zeigt sich bei einem Teil der Patienten eine optimale Energiebilanz trotz viel zu hohem Body-Mass-Index. Bei diesen Betroffenen konnte häufig eine Nahrungsmittelallergie diagnostiziert werden. Die daraufhin durchgeführte Ernährungsumstellung führte in den meisten Fällen zu einer deutlichen und dauerhaften Gewichtsreduktion, obwohl die Kalorienzufuhr nicht reduziert wurde. Möglicherweise lässt sich dieser Effekt dadurch erklären, dass verschiedene proinflammatorische Zytokine wie TNF- α oder IL-6 an der Pathogenese der Adipositas beteiligt sind. Diese interagieren u.a. mit der Lipoproteinlipase bzw. der Synthese von Leptin. Außerdem wird mittlerweile zunehmend über die Zusammenhänge zwischen subklinischen Entzündungen und Insulinresistenz diskutiert.

2.2 Hautkrankheiten

Atopische Dermatitis

Der Neurodermitis liegt eine multifaktorielle Ätiologie zugrunde, bei der u.a. immunologische Dysregulationen, Umweltfaktoren und psychische Alterationen eine wichtige Rolle spielen. In verschiedenen Untersuchungen konnte gezeigt werden, dass Neurodermitiker auf den Genuss bestimmter Lebensmittel mit einer Symptomverschlechterung reagieren. Trotzdem zeigen sich bei dem weitaus größeren Teil der Betroffenen keine spezifischen IgE-Antikörper gegen symptomauslösende Nahrungsmittel. Nach meiner Erfahrung liegt bei Patienten mit atopischer Dermatitis und nahrungsabhängiger Verschlechterung häufig eine Typ-III-Nahrungsmittelallergie vor.

Zu einem interessanten Ergebnis kommt in diesem Zusammenhang eine belgische Untersuchung aus dem Jahr 1993. Hier wurde das Blut von 64 Säuglingen, die an atopischer Dermatitis litten und mit Kuhmilchprodukten ernährt wurden, auf IgE- bzw. IgG-Antikörper gegen bovines β-Lactglobulin, Sojaprotein und Hausstaubmilben untersucht. Gleichzeitig erfolgte eine Ernährungsumstellung auf ein kuhmilchfreies Produkt. 31 Säuglinge zeigten eine grundlegende Besserung auf diese diätetische Maßnahme bzw. bei erneuter Kuhmilchernährung wieder eine symptomatische Verschlechterung (Kuhmilchgruppe). 33 Säuglinge zeigten keine Besserung unter einer kuhmilchfreien Ernährung, 29 von ihnen ging es aber signifikant besser, als Hausstaub aus ihrer direkten Umgebung eliminiert wurde (Hausstaubgruppe). Die Säuglinge aus der Kuhmilchgruppe wiesen ein höheres Gesamt-IgE bzw. höhere IgE-Antikörper gegen Kuhmilch auf. Die IgG-Antikörper gegen Kuhmilch und Sojaprotein waren in der Kuhmilchgruppe ebenfalls signifikant erhöht. Dafür wies die Hausstaubgruppe viermal höhere IgG-Antikörper gegen Hausstaubmilben auf.

Ekzeme / Urtikaria

Nicht selten verlaufen bei unspezifischen Hautekzemen die durchgeführten Prick- bzw. Scratch-Tests ergebnislos. Neben der klassischen Typ-I-Allergie und der Typ-IV-Kontaktallergie, z. B. auf kosmetische Inhaltsstoffe, können histamininduzierte Pseudoallergien und Typ-III-Allergien eine Schlüsselrolle bei diesen vielfältig gestalteten Krankheitsbildern spielen. Speziell generalisierter Pruritus und Urtikaria sprechen oft hervorragend auf eine individuell allergenkarente Ernährung an.

Psoriasis

Bei einem Teil der Psoriatiker liegt eine Zöliakie bzw. Sensibilisierung gegen das Getreideklebereiweiß Gluten vor. Eine glutenfreie Ernährung führt bei diesen Betroffenen zu bedeutenden Besserungen. In einer Untersuchung von Michaelsson et al. wurde bei Psoriasis-Patienten eine serologische Bestimmung von Endomysium- bzw. Gliadin-IgA- bzw. IgG-Antikörpern durchgeführt, zusätzlich wurde die Duodenalmukosa histologisch untersucht. Interessant dabei ist, dass sich unter 33 Patienten mit positiven Gliadin-Antikörpern nur zwei fanden, die gleichzeitig eine Zottenatrophie aufwiesen. Trotzdem profitierten alle Betroffenen von einer glutenfreien Ernährung. Nach meiner Erfahrung ist die Prävalenz von Typ-III-Nahrungsmittelallergien bei Psoriatikern weitaus höher anzusetzen.

2.3 Allergien

Häufig ist zu beobachten, dass Patienten mit einer Typ-I-Allergie wie z. B. einer saisonalen Rhinitis allergica bei positivem Befund von einer Ausschlussdiät ihrer Typ-III-Nahrungsmittelallergene im Sinne einer deutlichen Symptomlinderung profitieren. Zum Teil lässt sich dies durch den Ausschluss möglicher Kreuzallergene (z. B. Äpfel bei einer Allergie gegen Birkenpollen) erklären. Bei einer ganzen Reihe von Betroffenen führten jedoch auch Eliminationsdiäten z. B. mit Milch oder Hühnerei zu ähnlichen Effekten. Eine mögliche Erklärung für dieses Phänomen könnte in der immunologischen Stressentlastung und der daraus resultierenden Veränderung der Zytokinmuster liegen. Sehr effektive Ergebnisse konnten auch bei Patienten mit Neurodermitis und Asthma bronchiale erzielt werden.

Eine polnische Studie aus dem Jahr 1995 untersuchte die Verteilung von nahrungsmittelspezifischen Antikörpern der Klassen IgE und IgG bei Kindern im Alter von sechs Monaten bis drei Jahren, von denen 48 an den Symptomen einer Nahrungsmittelallergie litten. Acht Kinder bildeten die Kontrollgruppe. Von den 48 Kindern mit entsprechender Klinik wiesen 22,9% spezifische IgE, 62,5% spezifische IgG und 14,6% sowohl IgE- als auch IgG-Antikörper gegen 8 Nahrungsmittel auf. Bei den acht Kindern aus der Kontrollgruppe konnten keine nahrungsspezifischen Antikörper nachgewiesen werden. Interessanterweise zeigt diese Untersuchung, dass bei Kindern im Alter von 6 Monaten bis 3 Jahren signifikant häufiger IgG- als IgE-vermittelte Nahrungsmittelreaktionen auftreten. Am häufigsten konnten IgG-Antikörper gegen Milch, Weizenmehl und Hühnereier nachgewiesen werden.

2.4 Psycho-emotionale Krankheitsbilder

Der Einfluss der Ernährung auf das menschliche Verhalten und verschiedene psycho-emotionale bzw. psychiatrische Erkrankungen bildet eine der Grundlagen der klinischen Ökologie. Bereits in den 50-er Jahren wurden verschiedene psychische Symptombilder und Syndrome beschrieben, die durch Unverträglichkeiten gegenüber Nahrungsmitteln oder Nahrungszusatzstoffen ausgelöst werden bzw. verschwinden, nachdem der Betroffene eine entsprechende allergenkarente Diät durchführt. Auf eine Provokationskost mit dem betreffenden Allergen konnte in vielen Untersuchungen das Symptombild wieder relativ rasch ausgelöst werden.

Depressionen

Neben der klinischen Ökologie beschreiben auch neuere wissenschaftliche Veröffentlichungen empirische Zusammenhänge zwischen Nahrungsmittelallergien und Depression. Die immunologischen bzw. metabolischen Mechanismen sind noch nicht geklärt, es existieren aber verschiedene Erklärungsmodelle (Dysbalance der Zytokinmuster, thyreogene Irritationen, Mikronährstoffmangel), die entweder alleine oder gemeinsam für die beobachteten Phänomene verantwortlich sein könnten.

Zytokinhypothese: Depressionen sind sehr häufig mit einem erhöhten CRP-Wert bzw. einem serologischen Anstieg pro-inflammatorischer Zytokine assoziiert. Pro-inflammatorische Zytokine wie IL-1, IL-6, TNF-α oder INF beeinflussen die Hypothalamus-Hypophysen-Nebennieren-Achse durch vermehrte Stimulation der Indolamin-2,3-dioxygenase, die den Abbau von Tryptophan zu Kynurenin forciert. Dadurch steht dem Körper weniger Tryptophan für die Serotoninsynthese zur Verfügung, was zu einem zentralen Serotoninmangel mit den damit verbundenen Symptomen wie z. B. depressiver Stimmungslage führen kann. Im Rahmen der Zytokintherapie bei Krebs- bzw. Hepatitis-C-Patienten wurde ein solcher Mechanismus bereits beschrieben.

IL-1, IL-6 und TNF-α stimulieren im Rahmen der Aktivierung der Hypothalamus-Hypophysen-Nebennierenachse außerdem die CRH-Bildung und führen dadurch zu einer Hypersekretion von Cortisol. Ein in diesem Zusammenhang wichtiger Mechanismus bei anhaltender Cortisolerhöhung ist eine Aktivierung des Enzyms Tryptophan-Pyrrolase, die zu einer vermehrten Produktion von Niacin aus Tryptophan führt. Dadurch steht dem Körper, ähnlich wie bei der Induktion der Indolamin-2,3-dioxygenase, weniger Tryptophan für die Serotoninsynthese zur Verfügung.

Schilddrüsenhypothese: Bei Patienten mit Zöliakie treten Angststörungen und Depressionen häufiger auf als bei Gesunden. Eine Erklärung könnte in einer Störung der Schilddrüse liegen. Bei Patienten mit Zöliakie und einer Angststörung bzw. Depression lassen sich im Vergleich zu Gesunden signifikant häufiger subklinische Schilddrüsenstörungen nachweisen.

Mikronährstoffhypothese: Bei der Typ-III-Nahrungsmittelallergie kommt es aufgrund des leaky gut und der inflammatorischen Prozesse an der Dünndarmmukosa zu Resorptionsstörungen bzw. einem erhöhten Bedarf an Antioxidanzien. Ein Defizit an bestimmten Nährstoffen könnte daher eine weitere Erklärung für die in der klinischen Ökologie beschriebenen Verbindungen zwischen Depressionen und Nahrungsmittelreaktionen sein. Verschiedene Mikronährstoffe zeigen bei Depressionen eine positive Wirkung, z. B. L-Tryptophan, Magnesium, Pyridoxin, Cyanocobalamin, Folsäure oder Omega-3-Fettsäuren. Zusätzlich ist bei Depressiven der Bedarf an Antioxidanzien wie Vitamin E erhöht.

Für die Serotoninsynthese sind vor allem Tryptophan und als Cofaktoren Pyridoxin und Magnesium wichtig. Ein Mangel an letzteren hemmt das Enzym Tryptophan-Anhydrolase, das zur Überführung von Tryptophan in seine aktive Form 5-Hydroxytryptophan (5-HTP) notwendig ist. Alle drei Mikronährstoffe zeigen eine antidepressive Wirkung, wenn sie in therapeutischen Dosierungen verabreicht werden.

L-Tryptophan, der zentrale Precursor der Serotoninsynthese, wird dem Körper durch das Lactalbumin der Kuhmilch zugeführt. Weitere Ressourcen sind Geflügel, Rindfleisch, Hühnereier, Erbsen, Nüsse und Kartoffeln. Kuhmilch, Hühnereier (und ihr Kreuzallergen Geflügel), Nüsse und Kartoffeln zählen zu den häufigeren Allergenen bei Typ-III-Nahrungsmittelallergien. Denkbar wäre eine gestörte Resorption dieser Aminosäure bzw. wichtiger Serotoninprecursoren wie Magnesium oder Pyridoxin im Rahmen der allergisch-entzündlichen Reaktion an der Dünndarmschleimhaut.

ADS/ADHS

Das Aufmerksamkeits-Defizit-Syndrom (ADS) und das Aufmerksamkeits-Defizit-Hyperaktivitäts-Syndrom (ADHS) beschreiben unaufmerksame und impulsive Verhaltenszustände von Kindern, die ohne (ADS) oder mit (ADHS) deutlicher Hyperaktivität einhergehen und nicht dem Alter und Entwicklungsstand entsprechen und zu Störungen in den sozialen Beziehungssystemen, der Wahrnehmung und im Leistungsbereich von Schule und Beruf führen (Definition der Deutschen Gesellschaft für Sozialpädiatrie und Jugendmedizin e.V. (www.dgspj.de)).

Es werden multifaktorielle Ursachen wie z. B. eine genetische Determination, Störungen im Neurotransmittersystem (v.a. bei der Synthese der Katecholamine Noradrenalin und Dopamin), eine minimale zerebrale Dysfunktion (MCD), zerebrale Durchblutungsstörungen, kognitive Faktoren wie Reizüberflutung, Intoxikation (z. B. Alkoholkonsum der Mutter während der Schwangerschaft) und psycho-soziale Konflikte diskutiert.

Schulmedizinisch gelten vor allem psychostimulierende Substanzen wie Methylphenidat (Ritalin®) und D-Amphetamine (Tradon®) als Therapie der ersten Wahl. Ein möglicher Zusammenhang mit Unverträglichkeiten von Nahrungsmitteln bzw. Nahrungsmittelzusätzen wurde erstmals von dem US-Amerikaner Dr. Benjamin Feingold postuliert. Feingold empfahl eine salizylatfreie Ernährung. Es wurden sowohl natürliche Salizylate z. B. in bestimmten Obstsorten als auch künstliche Salizylate in Form von Nahrungszusätzen vollständig aus der Diät eliminiert. Verschiedene Übersichtsarbeiten zeigen, dass nur ca. 10-25% der Betroffenen von der Feingold-Diät profitieren, wobei in einigen Einzelfällen spektakuläre Ergebnisse erzielt werden konnten.

Die Diät nach Herta Hafer (Hafer-Diät) richtet sich nach den Vorgaben der Feingold-Diät, sondert aber zusätzlich phosphathaltige Nahrungsmittel aus. Auf Grundsätze der klinischen Ökologie geht die oligo-antigene Diät zurück, bei der statistisch häufige Nahrungsmittelallergene wie Milch, Weizen und Hühnerei eliminiert werden, allerdings ohne das dies vorab untersucht wird. Die bescheidenen Erfolge dieser Diätform bei ADS bzw. ADHS beruhen möglicherweise auf dem Verzicht von Allergietests und der damit verbundenen fehlenden Individualisierung der Diät. Besteht beispielsweise eine Allergie gegen Gluten, dann ist das alleinige Meiden von Weizen für eine erfolgreiche Diät natürlich nicht ausreichend, da sämtliche glutenhaltigen Getreide aus der Nahrung eliminiert werden sollten. Bei der oligo-antigenen Diät sind zudem z. B. Bananen erlaubt. Diese stellen jedoch als Kreuzallergen zu Kartoffeln, Tomaten, Kiwi und Avocado ein nicht geringes Allergierisiko dar.

Nach meinen Erfahrungen stellt bei ADS bzw. ADHS eine Diät, welche die Unverträglichkeiten des Betroffenen individuell berücksichtigt, eine conditio sine qua non dar. Zusätzlich empfiehlt sich eine gezielte Mikronährstofftherapie u.a. mit Magnesium und Omega-3-Fettsäuren. Vitamin B_6 und Zink sollten zusätzlich verabreicht werden, speziell wenn gleichzeitig eine Kryptopyrrolurie vorliegt.

Autismus

Das Krankheitsbild des Autismus ist schwer einzuordnen. Neben psycho-sozialen Faktoren scheinen auch Entzündungen und eine Autoimmunreaktion gegen Zellen des Nervensystems für die Pathogenese bedeutsam zu sein. Im Jahr 2005 veröffentlichte eine Forschergruppe der New Jersey Medical School eine Untersuchung, bei der die Zytokinproduktion von Lymphozyten autistischer Kinder bei Kontakt mit Nahrungsmitteln untersucht wurde. Die Kinder wurden in drei Gruppen eingeteilt:

Eine Gruppe von Autisten mit gastrointestinalen Symptomen wie rezidivierende Diarrhoe oder Obstipation, eine Gruppe von Autisten ohne solche Problematiken und eine Gruppe von gesunden, nicht-autistischen Kindern. Die Lymphozyten der autistischen Kinder mit gastrointestinalen Beschwerden produzierten signifikant häufiger TNF-α und IL-12 bei Kontakt mit Kuhmilchprotein bzw. TNF-α bei Kontakt mit Gliadin als in den beiden anderen Gruppen. Die Lymphozyten der autistischen Kinder ohne gastrointestinale Auffälligkeiten produzierten signifikant mehr TNF-α und IL-12 bei Kontakt mit Kuhmilch als die gesunden nicht-autistischen Kinder, bei Kontakt mit Gliadin gab es keine auffälligen Änderungen in der Zytokinproduktion.

Eine US-Studie aus dem Jahr 2004 untersuchte 50 Patienten mit Autismus und 50 Gesunde als Kontrollgruppe. Bei den Autisten fanden sich signifikant häufiger Antikörper gegen Gliadin bei gleichzeitigem Vorliegen von Antikörpern gegen cerebrale Peptide.

Weitere wichtige Faktoren für die Pathogenese scheinen Infektionen, Peptide aus Kuhmilch und Umweltgifte wie Quecksilber bzw. organisches Quecksilber zu sein. Unsere Erfahrungen in der Praxis zeigen, dass Kinder mit autistischen Störungen neben einer individuell allergenkarenten Ernährung von der Gabe orthomolekularer Substanzen profitieren, v.a. Omega-3-Fettsäuren, Lezithin und Antioxidanzien. Ein Mangel an Omega-3-Fettsäuren und seine Folgen, wie z. B. der Verlust von zerebraler Membranfluidität, kann mentale Beeinträchtigungen wie z. B. Verhaltenstörungen oder eine verminderte Lernfähigkeit hervorrufen bzw. diese fördern. Autistische Kinder zeigen gegenüber Gesunden signifikant niedrigere Plasmaspiegel an Omega-3-Fettsäuren.

2.5 Autoimmunerkrankungen

Rheumatoide Arthritis

Verschiedene Untersuchungen zeigen, dass Auslassdiäten bei rheumatoider Arthritis zu einer symptomatischen Verbesserung führen. Als Trigger stehen Gluten, Fleisch, Eier, Kasein und Zitrusfrüchte im Vordergrund.

In einer schwedischen Untersuchung erhielten 38 Patienten eine vegane und glutenfreie Diät und 28 Patienten eine ausgewogene nicht-vegane glutenhaltige Ernährung. Ihr Ansprechen auf diese Diät wurde nach den Kriterien des American College of Rheumatology (ACR) ausgewertet. 22 Patienten aus der veganen glutenfreien Gruppe bzw. 25 Patienten aus der nicht-veganen glutenhaltigen Gruppe führten die Diät lege artis mindestens 9 Monate durch. Bei 9 Patienten aus der veganen glutenfreien Gruppe (= 40,5%) kam es nach den Kriterien des ACR zu einer deutlichen

Besserung gegenüber nur einem Patienten aus der nicht-veganen glutenhaltigen Gruppe (= 4%). Bei den Respondern in der veganen glutenfreien Gruppe sanken die IgG-Antikörper gegen Gliadin und bovines β-Lactglobulin signifikant. Wahrscheinlich spielen hier verschiedene Effekte eine Rolle: Einerseits führt die Reduktion von Gluten und Kuhmilch zu einer Verminderung der Antikörpertiter gegen diese Nahrungsmittel, was zu einer deutlichen immunologischen Entlastung bei Rheumatikern führt. Zusätzlich verschiebt sich bei einer veganen Diät die Aufnahme von Fettsäuren zu Gunsten der Omega-3-Gruppe, was zu einer Modulation der Entzündung führt. Für diese Hypothese spricht, dass auch bei einer mediterranen Diät mit viel Obst, Gemüse und Hochseefisch Besserungen bei rheumatoider Arthritis beobachtet werden können.

Außerdem entwickelt bei einer Zöliakie ein Teil der Betroffenen Antikörper gegen das Enzym Transglutaminase. Im Rahmen einer Kreuzallergie kann es zu einer Sensibilisierung gegen Endomysium kommen. Rheumatiker mit gleichzeitiger Glutenunverträglichkeit profitieren von einer entsprechenden Diät.

Nicht alle Untersuchungen kommen zu den gleichen Ergebnissen, was vermutlich mit dem unterschiedlichen Vorgehen bei der Diagnostik zu erklären ist. Eine britische Studie, die keinen Zusammenhang zwischen Glutenempfindlichkeit und Rheuma finden konnte, untersuchte lediglich die Endomysium-Antikörper und führte bei den positiv getesteten Patienten eine Dünndarmbiopsie durch. Wesentlich differenzierter wurde in einer schwedischen Untersuchung vorgegangen, bei der die Serum-IgA- bzw. Serum-IgG-Antikörper gegen Gliadin und Endomysium, Immunglobulinstatus, Blutsenkung und C-reaktives Protein bei Patienten mit Arthritis psoriatica untersucht wurden. Hier zeigte sich nicht nur ein signifikanter Zusammenhang zwischen Glutenempfindlichkeit und Arthritis psoriatica, es konnte zusätzlich gezeigt werden, dass ein erhöhter Serum-IgA-Antikörperspiegel gegen Gluten mit der Intensität der rheumatischen Entzündung korreliert.

Multiple Sklerose

Finden sich bei MS-Patienten Typ-III-Nahrungsmittelallergien, dann hat es sich bewährt, eine individuell allergenfreie Ernährung mit der reichlichen Zufuhr von Omega-3-Fettsäuren bzw. einer deutlichen Reduktion von Omega-6-Fettsäuren und industriell verarbeiteten Fetten zu kombinieren. Dieses Vorgehen unterscheidet sich von den derzeit existierenden diätetischen Strategien, da es das individuelle Allergiemuster des Betroffenen in die Ernährung mit einbezieht. Die Typ-III-Nahrungsmittelallergie führt zu einem Überwiegen pro-inflammatorischer Zytokine und durch den leaky gut zu einer permanenten immunologischen Überforderung des Systems. Erfahrungsgemäß bedeutet die Modifikation mittels einer allergenkarenten Ernährung bei gleichzeitiger Wiederherstellung der mukosalen Barriere eine deutliche Entlastung der entzündlichen Gesamtsituation bei den Betroffenen. Neben der Verlängerung schubfreier Phasen kann man in der Praxis gelegentlich symptomatische Verbesserungen beobachten. Interessant hierbei ist, dass z. B. eine Glutenunverträglichkeit Ataxien und Neuropathien verschlechtern kann.

Weitere Autoimmunopathien

Der Zusammenhang zwischen Glutenunverträglichkeit bzw. Zöliakie und Hashimoto-Thyreoiditis wird inzwischen diskutiert.

Bei der Alopezia areata wird eine Autoimmunreaktion als auslösender Faktor vermutet. Nach meiner Erfahrung beeinflusst der durch die Nahrungsmittelallergie und den leaky gut induzierte immunologische Stress die Th1-Th2-Balance und die Ausprägung der mit der Autoimmunopathie verbundenen Symptome bzw. die weitere Prognose.

2.6 Internistische Krankheitsbilder

Chronisch-entzündliche Darmerkrankungen

Die chronisch-entzündlichen Darmerkrankungen (CED) wie Morbus Crohn oder Colitis ulcerosa haben mit großer Wahrscheinlichkeit zahlreiche Ursachen. Neben einer genetischen Komponente scheint eine Schädigung der Schleimhautbarriere eine Schlüsselrolle bei ihrer Entstehung zu spielen. Kommt es dabei zu einem Eindringen luminaler Pathogene bis in die Lamina propria, dann kann das zu einer chronischen Immunreaktion führen. Welche Faktoren eine solche mukosale Barrierestörung induzieren, wird noch diskutiert. Epidemiologisch auffällig erscheint z. B. eine Korrelation zwischen häufigen Antibiotikagaben und dem Auftreten eines Morbus Crohn.

Auch der Typ-III-Nahrungsmittelallergie liegt eine Störung der mukosalen Barriere zugrunde. Wenn es sich bei den Allergenen um Nahrungsmittel handelt, die täglich verzehrt werden (z. B. Gluten, Kuhmilch, Hühnerei), dann kommt es an der Darmschleimhaut zu einer permanenten Entzündungssituation. Meine Praxiserfahrungen mit einer individuell allergenkarenten Ernährung bei CED sind sehr befriedigend. Zusätzlich empfiehlt sich der Einsatz orthomolekularer Substanzen wie Pantothensäure, Glutamin, Vitamin A, Zink und Omega-3- Fettsäuren, sofern diese vertragen werden.

In der Literatur liegen positive Ergebnisse hinsichtlich einer nahrungsabhängigen

Verbesserung bzw. Verschlechterung bei CED vor. So konnten mit Auslassdiäten Verbesserungen im Sinne einer verlängerten Remissionsphase erreicht werden. Eine britische Studie zeigt, dass sich vor allem der Konsum von rotem bzw. industriell verarbeitetem Fleisch und von alkoholischen Getränken wahrscheinlich wegen des Schwefelgehaltes auslösend auf einen Schub auswirken kann.

Reizdarmsyndrom (Colon irritabile)

Das Reizdarmsyndrom galt lange Zeit als psychosomatische Erkrankung. Noch im Jahr 1998 empfahl man vor allem Entspannungsverfahren als unabdingbaren Teil der Therapie. Auffällig ist, dass Patienten mit Reizdarmsyndrom vor Ausbruch ihrer Erkrankung überdurchschnittlich häufig mit Antibiotika behandelt wurden. Hier scheint bei der Pathogenese eine fehlerhafte Zusammensetzung der Darmflora eine Rolle zu spielen. Bei Patienten mit Reizdarmsyndrom kommt es im Anschluss an eine Antibiotikatherapie offensichtlich nicht zur Bildung einer Eubiose. Dieser Zustand kann auch nach einem Magen-Darm-Infekt auftreten.

Im Jahr 2004 zeigte eine britische Studie, dass eine Typ-III-Nahrungsmittelallergie bzw. eine individuell allergenkarente Diät zu signifikanten Verbesserungen bei Reizdarmsyndrom führt. Diese Ergebnisse wurden ein Jahr später in einer US-amerikanischen Untersuchung untermauert. Interessanterweise zeigte sich bei diesen Patienten keine Korrelation zwischen IgE- und IgG-Nahrungsmittelantikörpern. Statistisch waren die häufigsten Allergene bei den untersuchten Probanden Hefe (86,7%), Kuhmilch (84,3%), Hühnerei (58,3%) und Weizen (49,3%). Andere Untersuchungen, deren Ergebnisse allerdings nicht auf Labortests, sondern auf Eliminationsdiäten bzw. Patientenbeobachtungen beruhen, geben vor allem Kuhmilch bzw. Milchprodukte und Weizen als Hauptverursacher von Symptomverschlechterungen bei Reizdarmsyndrom an.

Wie lässt sich die Wirkung einer Typ-III-Nahrungsmittelallergie auf Oberbauchbeschwerden und Colon irritabile erklären? Aus epidemiologischen Untersuchungen ist bekannt, dass vor Ausbruch der Krankheit häufiger eine Antibiose durchgeführt wurde bzw. ein Magen-Darm-Infekt auftrat. Ebenfalls bekannt ist, dass Patienten mit Colon irritabile häufiger von einer probiotischen Therapie mit Laktobakterien profitieren. Diese sind in der Lage, bei einigen Patienten zu einem Ausheilen des leaky gut zu führen. Im menschlichen Dünndarm befinden sich u.a. die enterochromaffinen Zellen, die 90% des im Körper befindlichen Serotonins produzieren. Es ist für die Sekretion bzw. Motilität des Darms von größter Bedeutung. In der Vergangenheit konnte bereits in einer randomisierten doppelblinden plazebokontrollierten Untersuchung gezeigt werden, dass sich bei Patienten mit Colon irritabile durch Modifikation der Serotoninsynthese drastische Symptomveränderungen induzieren lassen. Möglicherweise lassen sich die diätetisch erreichten Verbesserungen bei Patienten mit Colon irritabile über eine Beeinflussung der Serotoninsynthese der enterochromaffinen Zellen erklären.

2.7 Infektanfälligkeit

Unter einer Typ-III-Nahrungsmittelallergie kommt es zu einem progredienten immunologischen Dauerstress, der zu einer Überforderung des Abwehrsystems führt. Eine der möglichen Folgen kann eine vermehrte Infektanfälligkeit sein. Gerade dann, wenn andere Ursachen ausgeschlossen werden können, sollte an das Vorliegen einer Typ-III-Nahrungsmittelallergie gedacht werden. Bei positivem Befund besteht das weitere Vorgehen dann aus einer individuell allergenkarenten Diät, der Normalisierung des Mukosablocks und Mikronährstoffgaben. Patienten, die in der Vorgeschichte von immunmodulierenden Therapien wie Eigenblut oder Stuhl-Autovaccine nicht profitiert haben, sprechen unter einer individuell allergenkarenten Diät oft wieder hervorragend auf diese an.

2.8 Atemwegserkrankungen

Chronische Entzündungen des oberen Respirationstraktes

Die symptomatische Ausprägung von Typ-I-Allergien auf den Respirationstrakt in Form von allergischer Rhinitis bzw. allergischem Asthma bronchiale, z. B. im Rahmen von Pollenallergien, ist hinreichend bekannt. Weit weniger bekannt ist, dass man in der Praxis bei Typ-III-Nahrungsmittelallergien nicht selten chronische bzw. subakut-rezidivierende Infekte im oberen Atmungstrakt beobachten kann. Statt der typisch allergischen Symptomatik entwickeln sich hier eher Krankheitsbilder mit chronisch-entzündlichem Charakter mit bakterieller Superinfektion. Zur Differenzierung ihrer Genese eignen sich folgende Untersuchungen:

Untersuchung	Aussage
IgE-Antikörper	Typ-I Sofortallergie gegen Nahrungsmittel oder Inhalationsallergene
IgG_{1-3}-Antikörper	Typ-III-Nahrungsmittelallergie
IgG-Subklassen	Immundefekt
Sekretorisches IgA	Immundefekt
Komplement C2*	Immundefekt

* In den Industrieländern hat ein Mangel an Faktor C2 eine Prävalenz von 1:20.000. In einer schwedischen Studie mit 40 Patienten, bei denen ein C2- Mangel diagnostiziert wurde, litten 57% in der Vorgeschichte an invasiven Infektionen, 43% der Patienten hatten rheumatische Erkrankungen, am häufigsten systemischen Lupus erythematodes (SLE).

Liegt eine Typ-III-Nahrungsmittelallergie vor, dann bildet die individuell allergenkarente Ernährung die Behandlungsbasis, zusätzlich empfiehlt sich eine Therapie der Darmmukosa. In der Regel lassen sich auf diese Weise auch langjährige Infekte relativ rasch beherrschen und ausheilen. Selbst bei COPD lohnt sich als adjuvante Maßnahme oft ein Therapieversuch.

Asthma bronchiale

Die Bedeutung von IgE- und T-Zell-vermittelten Nahrungsmittelallergien bei Asthma bronchiale wird unterschiedlich eingeschätzt. Neben den typischen Kreuzallergien zwischen Pollen und Nahrungsmitteln spielen auch Hühnerei und Kuhmilch eine wichtige Rolle. Der Einfluss von Typ-III-Nahrungsmittelallergien auf den Verlauf eines Asthma bronchiale wurde hingegen noch nicht klinisch untersucht. Empirisch konnte beobachtet werden, dass unter einer individuell allergenkarenten Ernährung die Toleranzgrenze gegenüber inhalativen Allergenen wie Pollen deutlich angehoben werden konnte. Bei Anstrengungs-induziertem Asthma können weitere Verbesserungen durch die Gabe von Antioxidanzien und Magnesium erreicht werden. Ein erniedrigter intrazellulärer Magnesiumspiegel ist mit einer erhöhten bronchialen Reagibilität verbunden. Eine mögliche Erklärung für dieses Phänomen könnte der leaky gut sein. Bei Atopikern besteht anscheinend ein Zusammenhang zwischen einer erhöhten Mukosapermeabilität des Dünndarms und der vermehrten Reaktionsbereitschaft der Bronchialschleimhaut. Die Restaurierung der mukosalen Barriere führt möglicher-weise zu einer Verminderung der bronchialen Reagibilität.

Eine weitere Erklärung für Verbesserungen unter einer individuell allergenkarenten Diät liegen in der immunologischen Stressentlastung und den daraus resultierenden möglichen Veränderungen der Zytokinmuster. Dass eine Änderung der Balance zwischen pro- und anti-inflammatorischen Zytokinen einer Bronchokonstriktion bei Asthma bronchiale vorbeugt, konnte in einer Untersuchung aus dem Jahr 2006 nachgewiesen werden, die diesen Effekt mit Omega-3-Fettsäuren erreichte. Unter der Therapie mit 3,2 g EPA und 2,0 g DHA kam es zu einer signifikanten Senkung proinflammatorischer Zytokine wie LTC4, LTE4, PG D2, IL-1β und TNF-α, die klinisch mit einer deutlichen Verbesserung der Bronchokonstriktion einherging.

2.9 Erkrankungen des Herz-Kreislauf-Systems

Hypertonie

Ca. 90% der Bluthochdruckpatienten leiden an der idiopathischen Form, die sich nicht auf kardiale, endokrine oder nephrogene Ursachen zurückführen lässt. Neben einer genetischen Disposition, psychischem Stress und Übergewicht scheinen auch subklinische Entzündungsprozesse mit Erhöhung proinflammatorischer Zytokine wie TNF-α und IL-6 eine wichtige Rolle zu spielen. Sie führen durch Beeinträchtigung der NO-Synthese zu einer endothelialen Dysfunktion. Leiden die Patienten zusätzlich an Übergewicht und psychischen Beschwerden, so kann eine individuell allergenkarente Ernährung an mehreren pathogenetischen Faktoren ansetzen. Die üblicherweise eingesetzten blutdrucksenkenden Präparate üben keinen Einfluss auf die inflammatorische Grundproblematik aus und haben somit keine protektive Wirkung auf den progredient fortschreitenden Prozess aus Entzündung, Radikalenbildung und Arteriosklerose. Hier kann die gezielte begleitende Gabe von Mikronährstoffen (vor allem Antioxidanzien, Arginin) sinnvoll sein.

Koronare Herzkrankheit (KHK)

Jahrzehntelang ging man davon aus, dass die KHK ausschließlich auf einer durch Hyperlipidämie induzierten Arteriosklerose basiert. Dieses Modell beginnt langsam, seine Allgemeingültigkeit zu verlieren. Bei Patienten mit KHK findet man überproportional häufig Hinweise auf eine latent ablaufende Entzündungsreaktion im Körper. Ein erhöhter CRP-Wert gilt mittlerweile als unabhängiger Risikofaktor für arteriosklerotische Prozesse und die daraus möglichen Folgeerkrankungen. Ein weiterer koronarer Risikofaktor, das oxidierte LDL, lässt sich ebenfalls auf inflammatorische Prozesse zurückführen. Grundsätzliche Überlegungen leiten zu der Hypothese, dass eine Senkung subklinischer Entzündungsprozesse möglicherweise eine protektive Wirkung bei der KHK haben kann.

2.10 Sonstige

Burn-Out-Syndrom / CFS

Dem Ausbruch eines Burn-Out-Syndroms geht in aller Regel eine Phase kontinuierlich vermehrter körperlicher bzw. mentaler Belastung voraus. Beim CFS kommen als zusätzliche Auslöser Infektionen oder psychische Traumata in Frage. Insgesamt handelt es sich um ein komplexes immunologisches bzw. neuroendokrines Phänomen. Beim CFS liegt eine Beeinträchtigung der Hypothalamus-Hypophysen-Nebennieren-Achse vor, der Gehalt an freiem Cortisol im 24-Stunden-Urin ist bei CFS-Patienten signifikant geringer als bei Gesunden.

Experimentelle Daten zeigen, dass eine Behandlung mit niedrig dosiertem Hydrocortison bei einigen Patienten zu einer signifikanten Besserung der Symptome führt. Andere Betroffenen sprechen auf eine Therapie mit Omega-3-Fettsäuren an, die sich auf die Balance zwischen pro- und antiinflammatorischen Zytokinen auswirken. Insgesamt gibt es also zwischen CFS und der Typ-III-Nahrungsmittelallergie

Überschneidungen: Dysbalancen in der Hypothalamus-Hypophysen-Nebennieren-Achse und eine Verschiebung der Zytokinmuster. Dazu muss aber gesagt werden, dass es sich um ein so komplexes Geschehen handelt, dass eine diätetische Maßnahme alleine in aller Regel nicht zu einem durchgreifenden Behandlungserfolg führen wird. Gleichwohl kann in der Praxis immer wieder beobachtet werden, wie sich eine Fatigue nach Beginn einer allergenkarenten Ernährung spürbar bessert.

Allgemeine Muskel- und Gelenkschmerzen

Die in den USA begründete Klinische Ökologie beschrieb bereits in den 1950-er Jahren Zusammenhänge zwischen chronischen Muskel- bzw. Gelenkschmerzen und Nahrungsmittelallergien. Gerade bei den weichteilrheumatischen Krankheitsbildern mit ihren unspezifischen Muskelschmerzen kann die Suche nach Nahrungsmittelallergenen vom Typ III lohnenswert sein. Neben diesen existieren aber auch einzelne Kasuistiken mit orthopädischen Krankheitsbildern, bei denen man nicht unbedingt an eine allergische Genese denken würde wie z. B. Achillotendodynie (s. unter Kasuistiken) oder Torticollis.

Kopfschmerzen / Migräne

Über die Zusammenhänge zwischen Nahrungsaufnahme und Kopfschmerzen bzw. Migräne existieren zahlreiche Untersuchungen. Neben den histamin- bzw. tyraminhaltigen Lebensmitteln wie Rotwein und Käse können auch andere Nahrungsmittel eine signifikante Triggerwirkung bei diesen Indikationen aufweisen. So zeigte Grant 1979, dass eine Diät, die frei von Weizen, Orangen, Hühnerei, Tee, Kaffee, Schokolade, Kuhmilch, Rindfleisch, Mais, Industriezucker und Hefe ist, bei 85% seiner Probanden zu zum Teil erheblichen Verbesserungen führte.

Die Effekte einer oligo-antigenen Diät bei 88 Kindern mit Migräne wurden im Jahr 1983 von Egger untersucht. Die Kinder bekamen eine Proteinquelle (Lamm- oder Hühnerfleisch), eine Kohlenhydratquelle (Reis oder Kartoffeln), eine Frucht (Banane oder Apfel), ein Gemüse aus der Gruppe der Kreuzblütler, als Getränk lediglich Wasser und ein Multivitaminsupplement. Bei den Non-Respondern wurden die Nahrungsmittel ausgetauscht. Egger berichtete, dass 93% der Kinder deutliche Verbesserungen ihrer Migräne angaben. Nach 3-4 Wochen bekamen die Kinder in einer doppelblinden Untersuchung die zuvor ausgeschlossenen Nahrungsmittel wieder zugeführt, was bei 70% der Betroffenen wieder zu einem vermehrten Auftreten von Migräneanfällen führte.

Auf eine glutenfreie Ernährung ohne weitere Modifikationen kam es in einer Pilotuntersuchung mit 10 Migränepatienten bei insgesamt 9 Betroffenen zu spürbaren Verbesserungen.

Eine britische Studie aus dem Jahr 2005 untersuchte erstmals die Reaktion von Patienten mit Kopfschmerzen bzw. Migräne auf eine Ernährungsumstellung nach einem Test auf Nahrungsmittelallergene vom Typ III. 61 Patienten wurden auf das Vorhandensein einer Typ-III-Nahrungsmittelallergie untersucht, 60 von ihnen (= 98,4%) zeigten deutlich positive IgG-Antikörper gegen Lebensmittel.

Die Hauptallergene waren Kuhmilch (85,2%), Hefe (60,7%), Hühnereiweiß (55,7%), Hühnereigelb (32,8%), Weizen (31,1%), Gliadin (26,2%), Mais (24,6%), Cashewnüsse (19,7%). Innerhalb von zwei Monaten kam es bei fast 40% der Betroffenen zu guten bis sehr guten Verbesserungen, knapp 30% berichteten über mäßige bis nur geringe Verbesserungen. Bei 60% der Betroffenen führte der erneute Genuss der verdächtigen Nahrungsmittel zu einer deutlichen Verschlechterung ihrer Migräne.

3 Praktische Vorgehensweise

3.1 Allergiediagnostik und Diätetik

Die Auswahl der für eine Allergietestung in Frage kommenden Patienten richtet sich primär nach den zugrunde liegenden Symptombildern. Zu den Krankheitsbildern, bei denen an eine Testung gedacht werden kann, gehören:

- Diabetes mellitus Typ I bzw. Typ II
- Metabolisches Syndrom
- Diätresistente Adipositas
- Atopische Dermatitis
- Psoriasis
- Hautekzem, unspezifisch
- Pruritus mit und ohne Hautekzem
- Saisonale Rhinitis allergica
- Nahrungsmittelallergie
- Psycho-somatische Krankheitsbilder
- ADS bzw. ADHS
- Autismus
- Autoimmunerkrankungen
- Unspezifische Oberbauchbeschwerden
- Colon irritabile
- Chronische Diarrhoe
- Infektanfälligkeit
- Asthma bronchiale
- Chronische Rhinitis bzw. Sinusitis
- Chronische Bronchitis / COPD

- Hypertonie
- KHK
- Burn-Out-Syndrome bzw. CFS
- Alopezie
- Kopfschmerz / Migräne
- Unspezifische Muskel- und Gelenkschmerzen
- Therapieresistente orthopädische Indikationen

Um abzuklären, inwieweit bei dem Patienten überhaupt eine Typ-III-Nahrungsmittelallergie vorliegt, existiert ein einfacher Bluttest (Prä-Screen Kombi). Bei diesem werden die häufigsten Allergene in vier Gruppen unter dem Aspekt einer IgG- bzw. IgG4-Reaktion untersucht.
Es handelt sich um folgende Pools:
- Ei-Milch-Hefe-Kasein
- Haselnuss-Mandel-Weizen-Roggen
- Banane-Kiwi-Ananas-Apfel
- Senf-Knoblauch-Tomate-Paprika

Treten relevante Antikörperreaktionen auf, dann empfiehlt sich die weitere Austestung.

Interpretation der Befunde

Das Ergebnis des Blut -Tests wird in zwei Kategorien eingeteilt: Die absoluten Werte (in kU/l) und die so genannten Antikörper-Klassen. Das Verhältnis dieser beiden Parameter ist das folgende:

Tab. 8: Antikörper-Klassen und ihre Entsprechungen

Klasse	Absoluter Wert in kU/l	Interpretation
Klasse 0	< 0,35	Keine Allergie
Klasse 1	0,35 - 0,7	Minimale Sensibilisierung
Klasse 2	0,71-3,5	Minimale Sensibilisierung
Klasse 3	3,51-17,5	Leichte Sensibilisierung
Klasse 4	17,51-50	Mäßige Sensibilisierung
Klasse 5	50,01 - 100	Deutliche Sensibilisierung
Klasse 6	>100	Sehr deutliche Sensibilisierung

Testdiät

Je höher die Antikörper-Klasse bzw. der absolute Befund ist, desto deutlicher reagiert das Immunsystem auf das getestete Nahrungsmittel. Das sagt allerdings noch nichts über die klinische Bedeutsamkeit der vorliegenden Allergie aus. Um zu evaluieren, ob der vorliegende Befund tatsächlich etwas mit dem Befinden des Patienten zu tun hat, ist eine Ausschlussdiät (Testdiät) der als positiv getesteten Nahrungsmittel erforderlich.

Nahrungsmittel mit Antikörper-Klasse 5-6 sollten völlig aus der Ernährung eliminiert werden. Bei der Antikörper-Klasse 3-4 sollten die betreffenden Lebensmittel nur noch maximal alle vier Tage gegessen werden. Dieser Rhythmus entstammt der empirischen Beobachtung der klinischen Ökologie und hat sich seit Jahrzehnten bewährt. Wichtig ist, dass bei den Antikörper-Klassen 3-6 auch auf die jeweiligen Kreuzallergene verzichtet werden sollte. Die Antikörper-Klassen 1-2 zeigen lediglich beginnende Sensibilisierungen an, bei der Antikörper-Klasse 0 kommt es zu keiner Typ-III-Reaktion. In der Regel ist der Genuss dieser Nahrungsmittel unbedenklich, bei unbehandeltem leaky gut ist es aber möglich, dass es bei häufigerer Allergenexposition zu einem Anstieg der Antikörper und damit zu einer deutlicheren immunologischen Reaktion kommt.

Um die klinische Bedeutung der erstellten Befunde zu ermitteln, führt der Patient für 4-8 Wochen eine strenge Testdiät nach o.g. Kriterien durch. Kommt es in diesem Zeitraum zu einer signifikanten symptomatischen Verbesserung, dann kann von einem kausalen Zusammenhang zwischen Nahrungsmittelallergie und Krankheitsbild ausgegangen werden.

Die Vorgehensweise soll anhand eines Patienten-Beispiels demonstriert werden (Abb. 15):

Getreide
Nur geringe Sensibilisierungen gegen Dinkel, Hafer, Roggen und Weizen. Der Patient sollte Dinkelprodukte meiden, Hafer, Roggen und Weizen können weiterhin gegessen werden. Da es sich um beginnende Sensibilisierungen handelt, kann es sinnvoll sein, gelegentliche glutenfreie Tage einzulegen, an denen dann z. B. glutenfreies Brot, glutenfreie Nudeln und Reiscräcker gegessen werden (Hafer, Roggen, Dinkel und Weizen enthalten Gluten). Zusätzlich sollten die Getreidesorten im Brot und in den Backwaren gewechselt werden, d. h. es sollten verschiedene Brotsorten konsumiert werden (z. B. reines Weizenbrot, danach ein Roggen-Dinkel usw.).

Milch
In dem hier vorliegenden Befund dominiert eine Problematik mit Milch und Milchprodukten, vor allem Kuh- und Schafsmilch (100 kU/l) bzw. Gouda (58,73 kU/l). Ziegenmilch ist ebenfalls problematisch. Camembert ist fettreicher bzw. proteinärmer als reine Kuhmilch, wahrscheinlich ist das der Grund für die geringere Sensibilisierung. Der Patient sollte möglichst alle Produkte aus Kuh-, Schafs- oder Ziegenmilch meiden. Alternativen dazu sind reichlich vorhanden: Sojaprodukte,

Abb. 15: Allergoscreen® Basic (IgG)

Getreide

Allergen	KLASSE	[kU/l]	Normwert [kU/l]
Buchweizen	0	<0,35	< 0,35
Dinkel	3	6,77	< 0,35
Hafer	2	1,88	< 0,35
Hirse	0	<0,35	< 0,35
Mais	0	<0,35	< 0,35
Reis	0	<0,35	< 0,35
Roggen	2	3,42	< 0,35
Weizen	2	2,59	< 0,35

Milch

Allergen	KLASSE	[kU/l]	Normwert [kU/l]
Camembert	3	9,77	< 0,35
Gouda	5	58,73	< 0,35
Kasein	3	3,77	< 0,35
Kuhmilch	6	>100,00	< 0,35
Schafsmilch	6	>100,00	< 0,35
Ziegenmilch	4	28,44	< 0,35

Ei

Allergen	KLASSE	[kU/l]	Normwert [kU/l]
Vollei	2	1,25	< 0,35

Fleisch

Allergen	KLASSE	[kU/l]	Normwert [kU/l]
Huhn	3	5,27	< 0,35
Lamm	0	<0,35	< 0,35
Pute	0	<0,35	< 0,35
Rind	0	<0,35	< 0,35
Schwein	0	<0,35	< 0,35

Fisch

Allergen	KLASSE	[kU/l]	Normwert [kU/l]
Dorsch	0	<0,35	< 0,35
Forelle	2	0,89	< 0,35
Hering	2	1,61	< 0,35
Lachs	2	1,8	< 0,35
Makrele	1	0,43	< 0,35
Thunfisch	0	<0,35	< 0,35

Schalentiere/Muscheln

Allergen	KLASSE	[kU/l]	Normwert [kU/l]
Krabbe	3	5,18	< 0,35

Obst

Allergen	KLASSE	[kU/l]	Normwert [kU/l]
Ananas	0	<0,35	< 0,35
Apfel	1	0,36	< 0,35
Aprikose	2	2,29	< 0,35
Banane	1	0,48	< 0,35
Birne	0	<0,35	< 0,35
Erdbeere	0	<0,35	< 0,35
Grapefruit	0	<0,35	< 0,35
Himbeere	0	<0,35	< 0,35
Kirsche	0	<0,35	< 0,35
Kiwi	3	15,68	< 0,35
Mango	0	<0,35	< 0,35
Orange	0	<0,35	< 0,35
Pfirsich	0	<0,35	< 0,35
Pflaume	0	<0,35	< 0,35
Weintraube	0	<0,35	< 0,35
Zitrone	0	<0,35	< 0,35

Nüsse/Samen

Allergen	KLASSE	[kU/l]	Normwert [kU/l]
Cashew-Kern	2	1,72	< 0,35
Haselnuss	6	>100,00	< 0,35
Kokosnuss	0	<0,35	< 0,35
Mandel	6	>100,00	< 0,35
Walnuss	2	1,66	< 0,35

Gemüse

Allergen	KLASSE	[kU/l]	Normwert [kU/l]
Blumenkohl	0	<0,35	< 0,35
Broccoli	0	<0,35	< 0,35
Champignon	0	<0,35	< 0,35
Gurke	0	<0,35	< 0,35
Karotte	0	<0,35	< 0,35
Kartoffel	0	<0,35	< 0,35
Kohlrabi	0	<0,35	< 0,35
Paprika	0	<0,35	< 0,35
Porree	0	<0,35	< 0,35
Radieschen	0	<0,35	< 0,35
Rosenkohl	1	0,35	< 0,35
Sellerie	0	<0,35	< 0,35
Spargel	0	<0,35	< 0,35
Spinat	0	<0,35	< 0,35
Tomate	2	2,26	< 0,35
Zucchini	0	<0,35	< 0,35
Zwiebel	0	<0,35	< 0,35

Hülsenfrüchte

Allergen	KLASSE	[kU/l]	Normwert [kU/l]
Erbse	2	1,52	< 0,35
Erdnuss	6	>100,00	< 0,35
Grüne Bohne	0	<0,35	< 0,35
Linse	2	1,58	< 0,35
Sojabohne	0	<0,35	< 0,35
Weiße Bohne	0	<0,35	< 0,35

Salat

Allergen	KLASSE	[kU/l]	Normwert [kU/l]
Kopfsalat	0	<0,35	< 0,35

Kräuter/Gewürze

Allergen	KLASSE	[kU/l]	Normwert [kU/l]
Anis	4	25,79	< 0,35
Basilikum	1	0,58	< 0,35
Dill	0	<0,35	< 0,35
Knoblauch	2	2,51	< 0,35
Kümmel	4	22,25	< 0,35
Lorbeer	0	<0,35	< 0,35
Muskat	0	<0,35	< 0,35
Petersilie	0	<0,35	< 0,35
Pfeffer schw.	0	<0,35	< 0,35
Senf	2	0,84	< 0,35
Thymian	0	<0,35	< 0,35
Vanille	0	<0,35	< 0,35
Zimt	0	<0,35	< 0,35

Sonstiges

Allergen	KLASSE	[kU/l]	Normwert [kU/l]
Bäckerhefe	0	<0,35	< 0,35
Kamille	0	<0,35	< 0,35
Pfefferminze	0	<0,35	< 0,35

Reismilch, Hafermilch (Oatley). Da speziell Soja sehr kalziumreich ist, kann es als Kalziumträger die Milch vollständig ersetzen. Wenn der Patient keine Sojaprodukte mag, dann ist es bei längerfristiger Allergenkarenz sinnvoll, das fehlende Kalzium zu substituieren.

Vollei

Nur geringe Sensibilisierung. Ei und Eiprodukte können zwar weiterhin gegessen werden, es besteht aber eine Kreuzallergie mit Hühnerfleisch (siehe unter Fleisch). Um diese entsprechend zu berücksichtigen, wäre es sinnvoll, wenn der Betroffene in den ersten 2-4 Monaten auch den Verzehr von Eiern einschränkt bzw. keine Eier bzw. Eiprodukte zu sich nimmt.

Fleisch

Es besteht eine Sensibilisierung gegen Hühnerfleisch. Diese kann auch Ausdruck einer Kreuzallergie gegen Hühnerei sein. Hühnerfleisch und Hühnerei sollten für 2-4 Monate gemieden werden.

Fisch
Leichte Sensibilisierungen gegen Forelle, Hering, Lachs und Makrele. Im Prinzip können diese Fische weiter gegessen werden, zur Vermeidung einer Ausprägung der Sensibilisierung sollte zwischen dem Genuss der einzelnen Sorten jedoch eine mehrtägige Pause liegen

Schalentiere
Die Sensibilisierung gegen Krabben liegt mit Klasse 3 (5,18 kU/l) in einem Bereich, in dem Meerestiere für 2-4 Monate gemieden werden sollten.

Obst
Die Sensibilisierung gegen Kiwi (15,68 kU/l) findet sich häufig in den Laborbefunden, und dies auch bei Patienten, die keine Kiwis essen. Der Grund ist die Kreuzallergie mit Kartoffel, Tomate, Banane und Avocado. Zu beachten ist hierbei auch, dass gleichzeitig eine Kreuzallergie mit Latex (Kontaktallergie z. B. bei der Verwendung von Latexhandschuhen oder Kondomen aus Latex) und Ficus benjamini (häufige Zimmerpflanze. Cave! Inhalationsallergen bei Asthma bronchiale!) vorliegen kann.

Nüsse/Samen
Sehr auffällig ist die Allergie gegen Haselnüsse und Mandeln, beide 100 kU/l. Diese beiden Nuss-Sorten finden sich häufig in Schokolade und Gebäck. Es kann auch eine Inhalationsallergie gegen Pollen von Nussbäumen vorliegen. Haselnüsse und Mandeln sollten gemieden werden, auch in Spuren. Cashewnüsse und Walnüsse zeigen lediglich eine geringe Reaktion, die Kokosnuss ist absolut unauffällig.

Gemüse
Hier zeigen sich nur leichte Sensibilisierungen gegen Rosenkohl und Tomate. Letztere sollte aber ohnehin wegen der möglichen Kreuzallergie mit Kiwi gemieden werden, alle anderen getesteten Gemüsesorten sind unproblematisch.

Hülsenfrüchte
Die Erdnuss zeigt sich im Befund als sehr auffällig. Erdnüsse sind nicht selten in Gebäck, Müsli- und Nussmischungen und Schokolade enthalten. Kreuzallergene sind alle anderen Vertreter der Gattung Hülsenfrüchte: Bohnen aller Art, Kichererbsen, Linsen und Soja.

Kräuter/Gewürze
Mittelgradig auffällig sind Anis und Kümmel, die daher nur höchstens alle vier Tage gegessen werden sollten. Beide gehören zur Familie der Doldengewächse (Umbelliferae). Mögliche Kreuzallergene könnten andere Vertreter aus dieser Familie sein, z. B. Dill, Fenchel, Karotte, Kerbel, Koriander, Kreuzkümmel, Liebstöckel, Pastinaken, Petersilie und Sellerie. Basilikum, Knoblauch und Senf sind nur leicht

auffällig, alle anderen getesteten Gewürze zeigen keine Reaktion.

Zusammenfassung des Befundes und Planung der individuellen Diät
Im Vordergrund steht eine absolut milchfreie Ernährung. Als Alternative zu Milchprodukten können Hafer- und Reismilch dienen. Es besteht ein gewisses Risiko dafür, dass Soja ein Kreuzallergen für die Erdnuss darstellt, daher sollte während der Phase der Testdiät sicherheitshalber auf Sojaprodukte verzichtet werden. Kommt es unter der Testdiät zu einer symptomatischen Besserung, dann wäre es interessant zu beobachten, inwieweit der Genuss von Sojaprodukten zu einer Symptomverschlechterung führt. In diesem Fall müsste auf Soja vollständig verzichtet werden.

Zur Verhinderung weiterer Sensibilisierungen sollte zwischen den Getreidesorten abgewechselt werden, das gleiche gilt für die Fischsorten, am besten auch unter Verzicht auf Krebsfleisch in den ersten 2-4 Monaten der Diät. Es besteht eine minimale Sensibilisierung gegen Hühnerei, aber eine deutlichere gegen Hühnerfleisch, daher kann es sinnvoll sein, Hühnereier für 2-4 Monate zu meiden.

Außer Hühnerfleisch können alle anderen Fleischsorten unbedenklich gegessen werden, bei den Obstsorten kommt ein Verzicht auf Kiwi (eventuell zusätzlich auf Banane als Kreuzallergen), bei Gemüse möglicherweise auf Tomate und Kartoffel (Kreuzallergene zu Kiwi) in Betracht. Haselnüsse, Erdnüsse und Mandeln zeigen starke allergische Reaktionen und sind daher zu meiden. Bei den Gewürzen stehen die Doldenblütler mit mittleren Sensibilisierungen im Vordergrund, auf diese sollte für 2-4 Monate verzichtet werden.

Auslassdiät und Rotationsdiät

Ist es im Rahmen einer erfolgreich durchgeführten Testdiät zu einer Symptomverbesserung gekommen, besteht die Möglichkeit einer so genannten Provokationsdiät. Dieser Terminus entstammt der Klinischen Ökologie. Bei der Provokationsdiät konfrontiert man das Immunsystem nach vorangegangener Auslassdiät erneut mit den positiv getesteten Nahrungsmitteln und beobachtet die dabei auftretenden Reaktionen. Auf diese Weise kann man die klinische Relevanz und symptomauslösende Wertigkeit der einzelnen Nahrungsmittelallergene individuell austesten. Es ist also möglich, dass der Betroffene bestimmte Krankheitserscheinungen nur auf einige wenige der bei ihm als positiv getesteten Nahrungsmittel entwickelt. In der Klinischen Ökologie dient dieser Test zur Evaluierung der für den einzelnen Patienten und seine Erkrankung jeweils relevanten Allergene.

Bei der Auslassdiät, die in der Regel über einen längeren Zeitraum durchgeführt werden sollte, ist eine zwischenzeitlich durchgeführte Provokationsdiät nicht sinnvoll. Sie sollte an den Anfang der Therapie, also nach erfolgreicher Testdiät erfolgen, um die klinische Bedeutung der Nahrungsmittelallergie zu verifizieren. Der Betroffene verspürt bei der Provokationsdiät in der Regel innerhalb einer relativ kurzen Zeitspanne eine Rückkehr der Symptome, die vor Diätbeginn beklagt wurden.

Strategien zur Auslass- bzw. Rotationsdiät
Wenn die Auslassdiät zu einer Symptombesserung geführt hat, dann sollte der Patient die diätetischen Maßnahmen über einen längeren Zeitraum durchführen. Die Dauer der Ernährungsumstellung richtet sich nach der Entwicklung der Antikörperkonzentration. In der Regel bedeutet das bei Nahrungsmitteln mit Antikörper-Klasse 5- 6 eine Allergenkarenz für ca. 6-18 Monate. In dieser Zeit ist die Wiederherstellung der mukosalen Barriere von entscheidender Bedeutung für den Therapieerfolg.

Voraussetzung für den Beginn der Rotationskost, also das langsame Wiedereinführen der Antigene, ist das Absinken der Antikörper in einen Bereich von 0 - 2,0 kU/l. Ob der Zeitpunkt für den Beginn der Rotationskost richtig gewählt wurde, kann an zwei Parametern abgelesen werden:

- Ausbleiben der Symptome trotz Allergenexposition
- Weiterhin niedrige Nahrungsmittelantikörper-Titer trotz Allergenexposition

Treten die Symptome, die vor Diätbeginn bestanden, wieder auf, dann besteht nach wie vor eine Allergie gegen die betreffenden Nahrungsmittel. Ein erneuter Anstieg

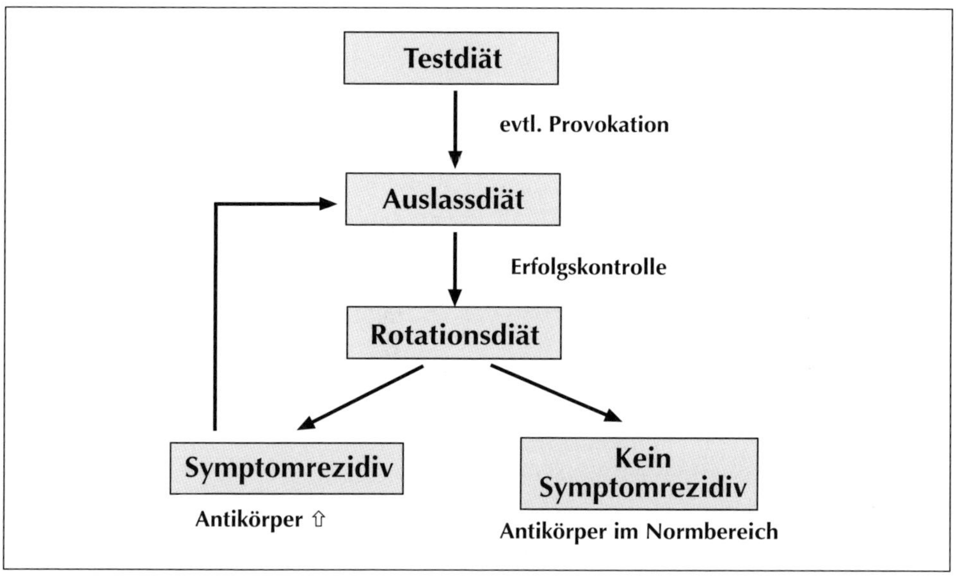

Abb. 16: Konfrontation des Immunsystems mit einer Provokationsdiät

der Antikörper zeigt, dass das Immunsystem weiterhin sensibel auf die betreffenden Antigene reagiert. In beiden Fällen sollte die Rotationsdiät abgebrochen und wieder zur Auslassdiät zurückgekehrt werden. Darüber hinaus besteht der dringende Verdacht, dass immer noch Läsionen im Mukosablock bestehen, die behandelt werden sollten. Oft kann eine Untersuchung der entsprechenden Stuhlparameter entscheidende Hinweise geben. Bei der Rotationsdiät ist es wichtig, zunächst mit einem einzigen Nahrungsmittelallergen zu beginnen und anfangs auch nur geringste Mengen von diesem zu verzehren. Im Verlauf der Rotation, also alle vier Tage, können die Mengen langsam gesteigert werden.

Kreuzallergien
Ein weiterer wichtiger Faktor bei der allergenkarenten Diät sind Kreuzallergien, die sich wie folgt auswirken können: Der Patient ist gegen ein Nahrungsmittel allergisch, das er nie zu sich nimmt. Die Antikörper gegen ein strikt gemiedenes Nahrungsmittel sinken nicht ab. Nicht selten findet man z. B. die Kiwi als hochrangiges Allergen, obwohl der Betroffene diese Frucht nicht verzehrt. Kreuzallergene von Kiwi sind u.a. Banane, Tomate, Kartoffel, Avocado, Paprika, Aubergine. In diesem Fall sollten also neben der Kiwi auch die Kreuzallergene konsequent gemieden werden, auch wenn diese im Laborbefund unauffällig waren.

3.2 Begleittherapien

Grundlegendes

Bereits während der Testphase ist es außerordentlich wichtig, mit einer entsprechenden Medikation zu beginnen, die das Entstehen weiterer Nahrungsmittelallergien verhindert. Wenn der Betroffene z. B. alle Produkte aus Kuhmilch meidet und stattdessen vermehrt auf Sojaprodukte ausweicht, dann besteht aufgrund des leaky gut das Risiko, dass es zu einer Sensibilisierung gegen Soja kommt.

Damit dies nicht geschieht, hat sich in der Praxis folgendes Procedere bewährt.
- Bitterstoffe (Amara) zur Verbesserung der Sekretion von Verdauungssäften. (z. B. Amara Tropfen Weleda 3 x täglich jeweils 15-30 Tropfen in etwas warmem Wasser 15-20 Minuten vor dem Essen)
- Enzyme zur Unterstützung der Verdauung im Dünndarm (z. B. Pankreatin 20.000 IE magensaftresistente Filmtabletten Laves)
- Alkali zur Optimierung des pH-Milieus im Dünndarm (z. B. zu jeder Hauptmahlzeit eine Filmtablette Bikanorm Filmtabletten Fresenius)
- Dünndarmkeime zur Stabilisierung der mukosalen Barriere (z. B. zu jeder Hauptmahlzeit Probiotik Sport Pulver, 1 x täglich den Inhalt eines Beutels in Wasser)

Enzympräparate spielen bei diesem Therapiekonzept eine entscheidende Rolle. Sie sind im Dünndarm am letzten Schritt der Verdauung beteiligt, bei dem sie Lipide, Proteine und Kohlenhydrate aufspalten und in ihrer molekularen Größe so weit reduzieren, dass sie die mukosale Barriere durchdringen können, ohne von den spezifischen Abwehrzellen als Fremdantigen erkannt zu werden.

Beim leaky gut dringen höhermolekulare Strukturen durch den Mukosablock und aktivieren die immunologische Antigenantwort. Durch die therapeutische Gabe von Enzymen wird die Aufspaltung des Nahrungsbreis im Dünndarm unterstützt und somit die Antigenbelastung eingeschränkt. Da die spezifische Enzymwirkung abhängig vom Substrat-pH ist, hat sich die zusätzliche Gabe von Alkali bewährt. Die magensaftresistente Galenik verhindert eine Reaktion zwischen Magensäure und dem im Präparat enthaltenen Alkali und bietet somit zwei Vorteile: Es kommt weder zu einer partiellen Neutralisierung von Magensäure noch zu einem Verlust von Basen. Bei Unverträglichkeit von tierischen Enzymen (Pankreatin) können auch Enzyme pflanzlicher Herkunft eingesetzt werden (z. B. Regazym Plus Tabletten Syxyl 3 x 2 zum Essen).

Orthomolekulare Medizin (s. Kapitel C)

Immunmodulierende Verfahren

Eigenblut-Therapie

Die Eigenblut-Therapie gehört zu den immunmodulierenden naturheilkundlichen Therapien. Entscheidend für den Behandlungserfolg sind die individuell angepasste Dosierung des Eigenblutes und der Zusatz jeweils passender Ampullenpräparate. Bei Typ-III-Nahrungsmittelallergien und leaky gut hat sich die Injektion mit Colibiogen® Laves, Allergie-Injektopas Pascoe bzw. Mukosa cp.® Heel sehr gut bewährt. Bitte beachten Sie hierzu auch unbedingt die gesetzlichen Vorschriften! Bei Autoimmunerkrankungen ist aufgrund des immunmodulatorischen Effektes des Eigenblutes bzw. des Zusatzes von Echinacea (Sonnenhut) in manchen Ampullenpräparaten mit Vorsicht zu arbeiten. Hier kann z. B. Colibiogen® als alleiniges Medikament injiziert werden.

Allergostop®-I-Serumdesensibilisierung nach Theurer

Diese Modifikation der klassischen Eigenblutbehandlung wurde von Karl Egon Theurer in den 1950-er Jahren entwickelt. Seine Grundüberlegung bestand darin, Antikörper gegen Allergene chemisch so zu verändern, dass die zelluläre Abwehr sie als Antigene wahrnimmt und neue Antikörper gegen diese bildet. Die auf diese Weise entstandenen „Anti-Antikörper" verbinden sich mit den pathogenen Antikörpern zu Immunkomplexen und neutralisieren diese. Es kommt auf diese Weise zu einer immunregulatorischen Wirkung. Basis dieser Therapie ist der so genannte Serumaktivator, eine kolloidale Komplexverbindung aus Aluminiumhydroxid, Kieselsäure und Phenol, die neben ihrer konservierenden Wirkung in der Lage ist, die pathogenen Antikörper der Patienten sterisch zu modifizieren.

Stuhlautovaccine

Die Behandlung mit Stuhlautovaccinen hat sich empirisch u.a. bei der Behandlung von Allergien und rezidivierenden Infekten als wirksam gezeigt. Es liegen galenische Zubereitungen für die Injektion, die orale Applikation und die kutane Einreibung vor. Eine doppelblinde plazebokontrollierte Multicenterstudie aus dem Jahr 2001 zeigt eine hervorragende Wirkung bei chronischen Bronchitiden.

Darüber hinaus sind Stuhlautovaccine in der Lage, sich regulatorisch auf die Th1-Th2-Balance auszuwirken, indem sie in höheren Verdünnungen die Produktion von Interferon stimulieren und die Aktivität der Th1-Zellen fördern. In höheren Konzentrationen verändert sich dann dieser Effekt. Es kommt zur vermehrten Bildung von Interleukin-1 und damit zur Hochregulation der Th2-Zellen. Man kann bei der Behandlung mit Stuhlautovaccine je nach Konzentration drei Phasen beobachten: Dysregulation, Gegenregulation und Normalisierung bis zum Erreichen einer physiologischen Immunhomöostase. Insofern handelt es sich bei der Behandlung mit Stuhlautovaccine um eine tiefgreifende immunmodulierende Therapie, die sich für die Behandlung der Typ-III-Allergie und die daraus resultierenden Störungen in der Th1-Th2-Balance besonders gut eignet.

Als absolute Kontraindikationen für diese Therapie gelten kachektische Zustände im Rahmen maligner Erkrankungen, akute Infektionen und die Applikation per Injektion bei Kindern unter 7 Jahre. Bei diesen kann die Stuhlautovaccine aber percutan bzw. oral angewendet werden. Relative Kontraindikationen sind Tuberkulose, schwere Leberparenchymschäden und alle Autoimmunerkrankungen. Bei letzteren kann nicht mit den üblicherweise verwendeten Verdünnungsstufen gearbeitet werden, trotzdem lohnt sich in vielen Fällen aufgrund der immunmodulierenden Eigenschaften der Stuhlautovaccine der Einsatz mit einer entsprechend vorsichtiger Dosierung.

Ohrakupunktur

Bei Patienten, bei denen immunmodulierende Maßnahmen wie Eigenblut - Therapie bzw. Stuhlautovaccine aus grundsätzlichen Überlegungen heraus nicht eingesetzt werden können, hat sich als Alternative die Behandlung mit der französischen Ohrakupunktur bewährt. Die wichtigsten Punkte bei Typ-III-Nahrungsmittelallergien und immunologischen Dysregulationen sind: Thymus, Milz (98), Leber (97), Niere (95), ACTH-Punkt (13), Anti-Aggression, Allergiepunkt (78), Shen Men (55), Interferonpunkt und die Punkte auf der vegetativen Rinne. Zusätzlich die jeweils symptomatisch passenden Punkte.

Weitere Therapieoptionen

Neben den genannten Verfahren können z. B. die Bioresonanztherapie, biological response modifiers, kinesiologische Verfahren, Eigenurintherapie nach Clement, eine homöopathische Konstitutionsbehandlung oder die Isotherapie nach Enderlein eingesetzt werden.

4 Klinische Ökologie: Gemeinsamkeiten und Unterschiede

Die Klinische Ökologie wurde in den 1950-er Jahren durch den amerikanischen Allergologen Theron Randolph MD begründet. Sie fußt auf der Beobachtung, dass bestimmte Nahrungsmittel oder Nahrungsmittelzusätze bei den Betroffenen reproduzierbare Symptome auslösen können, die nicht mit einer Typ-I-Nahrungsmittelallergie oder einer nicht-immunologischen Nahrungsmittelunverträglichkeit identisch sind. Neben somatischen Erscheinungsbildern wie z. B. Muskel- und Gelenkschmerzen können auch psychische Irritationen bis hin zu schweren psychiatrischen Krankheitsbildern auftreten.

Basis der Diagnostik bildet die so genannte Test- oder Auslassdiät, bei der ein langsamer Kostaufbau mit vorwiegend oligo-antigenen Nahrungsmitteln begonnen wird. Diese bestimmen sich aus der allgemeinen Statistik, nicht aus einem individuell durchgeführten Labortest. Sofern Nahrungsmittelallergien bei dem Betroffenen tatsächlich eine klinische Bedeutung haben, kommt es in dieser Phase meist zu z.T. bedeutenden Symptomremissionen. Danach wird diese Ernährung schrittweise erweitert, wobei symptomauslösende Lebensmittel in dieser Phase durch Verschlechterung des Krankheitsbildes leicht identifiziert werden können.

Kommt es im Verlauf einer allergenkarenten Diät zu einer oralen Toleranz gegenüber dem Antigen, spricht man von zyklischer Allergie. Bleibt die Allergie aber über längere Zeiträume bestehen, im schlimmsten Fall lebenslang, dann spricht man von fixierter Allergie. Das hier vorgestellte Verfahren versteht sich als eine Erweiterung der Klinischen Ökologie. Im Rahmen einer Blutuntersuchung werden die individuell unverträglichen Lebensmittel identifiziert und aus der Nahrung eliminiert. Statt einer pauschalen oligo-antigenen Diät kann so eine individuell antigene Diät mit den Betroffenen geplant und durchgeführt werden. In dieser Phase sollte eine signifikante Symptomverbesserung auftreten. Es folgt eine medikamentöse Restaurierung der mukosalen Barriere im Dünndarm unter Diät. Während dieser Zeit kommt es zu einem Absinken der Nahrungsmittel-spezifischen IgG-Antikörper. Nach erfolgreicher Diät bzw. Darmsanierung werden die als positiv getesteten Lebensmittel im Rahmen einer Rotationskost dem Körper wieder langsam zugeführt. Es kommt durch die Wiederherstellung der mukosalen Barriere zu einer oralen Toleranz gegenüber den Antigenen. Nach einiger Zeit können die ehemals symptomauslösenden Trigger in aller Regel wieder gefahrlos genossen werden.

Nach meiner Erfahrung kommt es unter dem hier beschriebenen Procedere nur selten zu einer dauerhaften Sensibilisierung gegen Nahrungsmittel. Möglicherweise erklärt sich die zyklische Allergie als eine Typ-III-, und die fixierte Allergie als eine zellulär vermittelte Typ-IV-Nahrungsmittelallergie, die tatsächlich nicht heilbar zu sein scheint. Der Schlüssel für die Wiederherstellung einer oralen Toleranz ist die Sanierung des Mukosablocks und eine Modulation des Th1-Th2- Shifts.

5 Kasuistiken

Bei den im Folgenden beschriebenen Fällen handelt es sich um Patienten, bei denen die Basistherapie aus einer individuell allergenkarenten Diät nach vorheriger Austestung bestand.

5.1 Multiple Sklerose

Vorgeschichte: Die 26-jährige Patientin leidet an einer Multiplen Sklerose (schubweiser Verlauf). Ihre Symptome sind nicht ausgeprägt, es dominieren vor allem die bei MS typische Fatigue, Schwindel und Kopfschmerzen. Außerdem klagt sie über Blähungen.
Befund: Im Vordergrund steht eine deutliche Sensibilisierung gegen Gluten und Hühnerei, die vollständig aus der Nahrung eliminiert werden.
Therapie: Gezielte orthomolekulare Therapie für die MS. Zusätzlich Synerga® Liquidum, einerseits zur Abdichtung der mukosalen Barriere, andererseits zur Stabilisierung der Th1/Th2-Balance.
Verlauf: Innerhalb von ca. vier Wochen verschwindet die Fatigue vollständig. Dies ist eine Beobachtung, die wir in den letzten Jahren immer wieder bei MS-Patienten machen konnten. Die Blähungen bessern sich sehr deutlich, der Schwindel und die Kopfschmerzen treten immer seltener auf und verschwinden innerhalb von ca. 3 Monaten. Bei Diätfehlern kommt es noch nach 12-18 Monaten zu Symptomrezidiven, wobei die Fatigue klar im Vordergrund steht.

5.2 Neurodermitis

Vorgeschichte: Die 26-jährige Patientin leidet seit ihrer Kindheit an einer schweren atopischen Dermatitis, die fast den gesamten Körper betrifft. Juckreiz besteht praktisch permanent.
Befund: Es zeigen sich vor allem hohe IgG4-Antikörper gegen Hühnerei, Kuhmilch, Senf und Tomate.
Therapie: Pankreatin 20.000 dünndarmlösliche Filmtabletten Laves (3 x 1 zum Essen), Bikanorm® Filmtabletten Fresenius (3 x 1 zum Essen), Abdomilon® Liquidum Cesra (3 x 1 Esslöffel ca. 15-20 Minuten vor dem Essen mit warmem Wasser), Darmflora plus® Pulver Dr. Wolz (1- 2 x täglich 1-2 Teelöffel in Wasser).
Da die Patientin unter Spritzenangst leidet, erhält sie einen oralen Thymusextrakt. Zusätzlich wird eine Mikronährstofftherapie mit Fischöl, Vitamin E und Selen durchgeführt. Letzteres hat sich bei der Behandlung von Kindern mit atopischer Dermatitis bereits in einer Pilotstudie bewährt.
Verlauf: Nach ca. drei Monaten strikter Diät sind die Hautekzeme weitestgehend abgeklungen, auch der Juckreiz hat sich drastisch reduziert. Aufgrund von Kreuzallergien zwischen Tomate, Banane und Kartoffel muss die Diät weiter modifiziert werden um einen gleichbleibenden Therapieerfolg zu gewährleisten.

5.3 Asthma bronchiale

Vorgeschichte: Der 55-jährige Patient leidet seit vielen Jahren an einem pollenassoziierten allergischen Asthma bronchiale mit saisonalem Schwerpunkt liegt zwischen Februar und Juni. Er benutzt regelmäßig inhalative Corticoide und Bronchospasmolytika. Trotzdem ist er in der Hauptsaison vor allem durch die Dyspnoe stark eingeschränkt.
Befund: Der Allergietest zeigt eine Polyallergie, d. h. er ist gegen praktisch alle getesteten Nahrungsmittel mehr oder weniger deutlich sensibel. Da hier keine Ausschlussdiät durchgeführt werden kann, entschließen wir uns zu einer genau geplanten Rotationskost.
Therapie: Pankreatin 20.000 dünndarmlösliche Filmtabletten Laves (3 x 1 zum Essen), Bikanorm® Filmtabletten Fresenius Medical Care (3 x 1 zum Essen), Pro-Symbioflor® bzw. Symbioflor 1® Symbiopharm.
Zusätzlich werden mehrere Serien mit Stuhl-Autovaccine durchgeführt.
Verlauf: Nach ca. 4 Monaten intensiver Therapie in der Zeit von November bis Februar berichtet der Patient, dass er zum ersten Mal seit Jahren wieder im Frühjahr ohne Beschwerden leichte Gartenarbeiten durchführen kann. Im Verlauf der weiteren Therapie kann die Verwendung der inhalativen Corticoide und des Bronchospasmolytikums auf ein Minimum reduziert werden.

5.4 Adipositas und Lymphödem

Vorgeschichte: Die 33-jährige Patientin leidet unter einer mittelgradigen Adipositas, wobei dieses Problem in ihrer Familie verbreitet ist. Zusätzlich zeigen sich z. T. deutliche Lymphödeme in den Beinen. Sie hat bereits vergeblich verschiedene Diäten ausprobiert. Zum Zeitpunkt der Konsultation isst sie sehr bewusst und kalorienarm, hat aber trotzdem nicht an Gewicht verloren. Ihre Schilddrüsenwerte incl. Antikörperdiagnostik sind absolut unauffällig.
Befund: Deutliche Sensibilisierung gegen Hühnerei, Kiwi und glutenhaltige Getreide.
Therapie: Pankreatin 20.000 dünndarmlösliche Filmtabletten Laves (3 x 1 zum Essen), Bikanorm® Filmtabletten Fresenius Medical Care (3 x 1 zum Essen), Probiotik pur® Pulver (ein Beutel täglich in Wasser), Kalium, und Kelp (jodhaltige Alge).
Verlauf: Obwohl die Patienten ihre tägliche Kalorienzufuhr nicht reduziert hat, kommt es innerhalb weniger Wochen zu einer deutlichen Gewichtsreduktion. Das Lymphödem in den Beinen reduziert sich ebenfalls sehr deutlich.

5.5 ADHS

Vorgeschichte: Bei dem 11-jährigen Jungen wurde vor einem halben Jahr die Diagnose ADHS gestellt. Er klagt v.a. über Konzentrationsstörungen und dass er nicht lange still sitzen kann. Seine Mutter beschreibt ihn als ein introvertiertes Kind, das oft zu unkontrollierten Wutausbrüchen neigt.
Befund: Der Allergiebefund zeigt deutliche Sensibilisierungen gegen Kuhmilch und glutenhaltige Getreide. Zusätzlich wird eine Kryptopyrrolurie festgestellt.
Therapie: Neben der allergenkarenten Ernährung, die für den Jungen sicherlich nicht einfach ist, erhält er Kreon® für Kinder Mikropellets Solvay (3 x 1 Messlöffel zum Essen), Darmflora plus® Pulver Dr. Wolz (1- 2 x 1 Teelöffel in Wasser) und eine orthomolekulare Therapie mit Zink, Kupfer, Mangan und Pyridoxin.
Verlauf: Innerhalb weniger Wochen nach der Ernährungsumstellung erfährt der Junge eine deutliche Veränderung seiner Symptomatik. Seine Konzentrationsfähigkeit nimmt deutlich zu, außerdem verbessern sich seine schulischen Leistungen. Seine Mutter berichtet, dass er wesentlich seltener unter aggressiven Gefühlsausbrüchen leide als vor Beginn der Diät.

5.6 Multimorbidität*

Vorgeschichte: Die 47-jährige Patientin klagt über wechselnde, teilweise seit vielen Jahren bestehende Beschwerden wie rheumatoide Gelenkschmerzen, rezidivierende Cephalgien, auch im Sinne einer einfachen Migräne, asthmatoide Atembeschwer-

den und seit ca. einem Jahr flushartige Rötungen im Thoraxbereich, die laut Patientin mit einem trockenen Spannungsgefühl einhergehen. Aus eigener Beobachtung heraus verschlechtern sich ihre Symptome nach eiweißreicher Ernährung, Schokolade und Fruchtsaftgenuss.
Befund: Massive Sensibilisierungen gegen Milch und Milchprodukte, Ananas, Feige, Kakifrucht, Papaya, Haselnüsse, Mandeln, Paprika und Peperoni.
Therapie: Pankreatin 20.000 Einheiten (3 x 1 zum Essen), Probiotik pur® Pulver Nutrimmun (2 x ein Beutel / Tag),
Mucozink Pulver® Nutrimmun (3 x ein Teelöffel / Tag)
Zusätzlich wird eine Eigenblutbehandlung mit Allergie-Injektopas® Ampullen Pascoe durchgeführt.
Verlauf: Unter der individuell allergenkarenten Ernährung kommt es zu einer vollständigen Remission aller beklagten Beschwerden. Nach ca. einem Jahr werden die positiv getesteten Lebensmittel vorsichtig z. T. unter Rotationsdiät wieder eingeführt. Die Patientin bleibt beschwerdefrei.

5.7 Achillotendopathie / rheumatoide Gelenkbeschwerden*

Vorgeschichte: Die 34-jährige Patientin ist Leistungssportlerin und klagt seit vier Monaten über z. T. reißende Schmerzen im Bereich der Insertionsstelle der linken Achillessehne. Es bestehen ein Ruhe- und ein morgendlicher Anlaufschmerz. Kryotherapie und Massagen brachten keine durchgreifende Besserung. Neben den Schmerzen an der Achillessehne bestehen Schmerzen an den Fingergrundgelenken ohne äußere Entzündungszeichen. Des Weiteren bestehen punktuelle Bauchschmerzen mit wechselnder Lokalisation, die sie mit einer Appendektomie vor sechs Jahren in Verbindung bringt. Eine durchgeführte Serie mit Ohrakupunktur, orthomolekulare Gaben von Vitamin E, das dreimalige Ansetzen von Blutegeln an der Insertionssehne und die lokale Anwendung von Traumeel®-Salbe bringen nur eine kurzfristige Besserung.
Befund: Differentialblutbild und Rheumafaktoren zeigen keine Auffälligkeiten. Im Allergietest zeigt die Patientin deutliche Typ-III-Reaktionen gegen Banane, Kiwi und Hühnerei.
Therapie: Myrrhinil-Intest® Dragees Repha (3 x 2 zum Essen),
Eigenblutserie mit Allergie-Injektopas® Ampullen Pascoe
Verlauf: Nach ca. vier Wochen sind die Beschwerden in den Fingergelenken verschwunden, die Achillessehnenschmerzen haben sich deutlich reduziert, so dass das Training wieder aufgenommen werden kann. Nach einem Jahr bleiben die Fingergelenke weiterhin beschwerdefrei, auf den Genuss von Hühnerei treten allerdings leichte bis mäßige Beschwerden an den Achillessehnen auf.

5.8 Fatigue / chronische Diarrhoe / unklare abdominelle Beschwerden*

Vorgeschichte: Die 46-jährige Patientin leidet an einer ausgeprägten Fatigue, rezidivierenden z. T. explosionsartigen Durchfällen und seit einigen Monaten auch an schmerzhaften bis sehr schmerzhaften Beschwerden im rechten unteren Abdomen.
Befund: Ein Stuhlbefund ergibt eine mäßige Pankreasinsuffizienz und deutliche Hinweise auf intestinale Entzündungsvorgänge. Der Allergietest zeigt deutliche Sensibilisierungen gegen Milch und Milchprodukte außer Schafskäse, Hühnerei, Ananas, Pepperoni und Pfifferlinge.
Therapie: Felis 650® Kapseln Hexal (eine Kapsel täglich), Probiotik pur® Pulver Nutrimmun (ein Beutel täglich),
Pankreatin 20.000 Laves magensaftresistente Filmtabletten (1-2 Filmtabletten zu den Mahlzeiten), Bikanorm® Filmtabletten Fresenius Medical Care (zu jeder Mahlzeit eine Filmtablette),
Eigenblutbehandlung mit Cichorium/Pankreas comp.® WALA
Verlauf: Innerhalb von ca. 6 Wochen bessert sich die Fatigue signifikant. Die Durchfälle treten nur noch sporadisch und meist auf Diätfehler hin auf, die Beschwerden im rechten unteren Abdomen verschwinden vollständig.

* Kasuistiken aus der Naturheilpraxis Daniel Petrak, Mainz

Literaturverzeichnis

Abramson JL et al.: Association between novel oxidative stress markers and C- reactive protein among adults without clinical coronary heart disease. Atherosclerosis (2005) 178:115-121

Adam O: Ernährung und Arthritis. Arthritis Rheum. (2004); 24:127-132

Afari N et al.: Chronic fatigue syndrome: a review. Am. J. Psychiatry (2003) 160(2): 221-236

Ansald In et al.: Autoimmune thyroid disease and celiac disease in children. J. Pediatr. Gastronenterol. Nutr. (2003) 37:63-66

Atkinson W et al.: Food elimination based on I gG antibodies in irritable bowel syndrome: a randomised controlled trial.: Gut (2004) 53:1459-1464

Bautista LE: Inflammation, endothelial dysfunction, and the risk of high blood pressure: epidemiologic and biological evidence. J. Hum. Hypertens. (2003) 17(4):223-230

Bell C et al.: Tryptophan depletion and its implications for psychiatry. Br. J. Psychiatr. (2001) 178:399-405

Bennet EJ et al.: Level of chronic life stress predicts clinical outcome in irritable bowel syndrome. Gut (1998) 43:256-261

Bernard MD et al.: Increased intestinal permeability in bronchial asthma. J. Allerg. Immunol. (1996) 97(6):1173-1178

Bongaerts GP et al.: Preventive and curative effects of probiotics in atopic dermatitis. Med. Hypotheses (2005) 64(6):1089-1092

Bourre JM.: Acides gras omega-3 ettroubles psychiatriques. Med. Sci. (Paris) (2005) 21(2):216-221

Brandes JW et al.: Sugar free diet: A new perspective in the treatment of Crohn's disease ? Randomized control study. Z. f. Gastroenterologie (1982) 19:1-12

Brenner A: A study of the efficiacy of the Feingold diet on hyperkinetic children. Some favorable personal observations. Clin. Pediatr. (1977); 16(7):652-656

Brillinger G-U: Modifikation der Eigenblutbehandlung. In: Karl-Uwe Marx (Hrsg.) Komplementäre Augenheilkunde. Ein Handbuch für die Praxis, Hippokrates-Verlag. Stuttgart S. 88-92

Bullo M et al.: TNF alpha expression of subcutaneous adipose tissue in obese and morbid obese females: relationship to adipocyte LPL activity and leptin synthesis. Int . J. Obes. Relat Metabol. Disord. (2002) ; 26: 652-658

Burden S: Dietary treatment of irritabile bowel syndrome: current evidence and guidelines for future practice. J. Hum. Nutr. Diet. (2001) 14:231-241

Calatin A: Ernährung und Psyche. Erkenntnisse der Klinischen Ökologie und der Orthomolekularen Psychiatrie. Verlag C.F. Müller, Karlsruhe (1988)

Calatin A: Die Rotationsdiät. Heyne-Verlag, München

Capuron L et al.: Treatment of cytokine-induced depression. Brain Behav. Immun. (2002) 16(5): 575-580

Capuron L et al.: Association between decreased serum tryptophan concentrations and depressive symptoms in cancer patients undergoing cytokine therapy. Mol. Psychiatr. (2002); 7:468-473

Card T et al.: Antibiotic use and the development of Crohn's diasease. Gut (2004) 53:246-250

Carta MG et al.: Association between panic disorder, major depressive disorder and celiac diasease: a possible role of thyroid autoimmunity. J. Psychosom. Res. (2002) 53(3):789-793

Carta MG et al.: Recurrent brief depression in celiac disease. J. Psychosom. Res. (2003) 55(6):573-574

Casimir GJ et al.: Atopic dermatitis: role of food and house dust mite allergens. Pediatrics (1993) 92(2):252-256

Cavallo MG et al.: Cell mediated immune response to beta casein in recent-onset insulin-dependent diabetes: implications for disease pathogenesis. Lancet (1996); 348:926-928

Chu FF et al.: Role of Se-dependent glutathione peroxidases in gastrointestinal inflammation and cancer. Free Radic. Biol. Med. (2004) 36(12):1481-1495

Cleare AJ et al.: Hypothalamo- pituitary-adrenal axis dysfunction in chronic fatigue syndrome, and the effects of a low-dose hydrocortisone therapy. J. Clin. Endocrinol. Metabol. (2001) 86(8):3545-3554

Cleare AJ et al.: Urinary free cortisol in chronic fatigue syndrome. Am. J. Psychiatry (2001) 158(4):641-643

Croonenberghs J et al.: Activation of the inflammatory response system in autism. Neuropsychobiology (2002) 45(1):1-6

Darlington LG et al.: Diets for rheumatoid arthritis. Lancet (1991); 338:1209

Darlington LG: Dietary therapy for arthritis. Rheum. Dis. Clin. North Amer. (1991); 17:273-285

Donan FC et al.: Relapsed schizophrenics: more rapid improvements on a milk and cereal- free diet . Brit. J. Psychiatr. (1969) 115:585-596

Döpfner M, Lehmkuhl G, Petermann F: Hyperkinetische Störungen. Hogrefe-Verlag für Psychologie, Göttingen (2000)

Ducobu J: La fatigue chronique. introduction. Rev. Med. Brux. (2002) 23(4):A279-282

Dunn AJ et al.: Cytokines as mediators of depression: what can we learn from animal studies? Neurosci. Biobehav. Rev. (2005) 29(4-5):891-909

Egger J et al.: Is migraine food allergy? A double-blind controlled trial of oligoantigenic diet treatment. Lancet (1983) 2(8355):865-869

Esworthy RS et al.: Epithelium-specific glutathione peroxidase, Gpx2, is involved in the prevention of intestinal inflammation in selenium-deficient mice. J. Nutr. (2005) 135(4):740-745

Fogarty A. et al.: Nutritional issues and asthma. Curr. Opin. Pulm. Med. (2000) 6:86-89

Ford DE et al.: Depression and C- reactive protein in US adults: data from the Third National Health and Nutrition Examination Survey. Arch. Intern. Med. (2004) 164(9):1010-1014

Francis J et al.: The prevalence of celiac disease in rheumatoid arthritis. Eur. J. Gastroenterol. Hepatol. (2002) 14(12):1355-1356

Furrie E et al.: Systemic antibodies towards mucosal bacteria in ulcerative colitis and Crohn's disease differentially activate the innate immune system. Gut (2004) 53: 91-98

Furrie E et al.: Synbiotic therapy initiates resolution of inflammation in patients with active ulcerative colitis: a randomised pilottrial.: Gut (2005) 54:242-249

Gorbach SL: Probiotics and gastrointestinal health. Am. J. Gastroenterol. (2000) 95(1):2-4

Gow JW et al.: Antiviral pathway activation in patients with chronic fatigue syndrome and acute infection. Clin. Infect. Dis. (2001) 33(12):2080-2081

Grant EC: Food allergies and migraine. Lancet (1979) 1(8123):966-969

Habermann W et al.: Einfluss eines bakteriellen Immunstimulans (humane Enterococcus faecalis-Bakterien) auf die Rezidivhäufigkeit bei Patienten mit chronischer Bronchitis. Arzneimittelforsch. (2001) 51(11):931-937

Hadj ivassiliou M et al.: Headache and CNS white matter abnormalities associated with gluten sensitivity. Neurology (2001) 56(3):385-388

Hafstrom I et al.: A vegan diet free of gluten improves the signs and symptoms of rheumatoid arthritis: the effects on arthritis correlate with a reduction in antibodies to food antigens. Rheumatology (2001) ; 10: 1175- 1179

Harley JP et al.: Synthetic food colors and hyperactivity in children: a double-blind challenge experiment. Pediatrics (1978); 62(6):975-983

Helms S: Celiac disease and gluten-associated diseases. Altern. Med. Rev. (2005) 10(3):172-192

Henz BM et al.: Most chronic urticaria is food-dependent, and notidiopathic. Exp. Dermatol. (1998) 7(4):139-142

Hoffer A et al.: Die Adenochrom-Hypothese in der Psychiatrie. Journal für Orthomolekulare Medizin (1995); 4:293-304. ders. Journal für Orthomolekulare Medizin (1996) 1:47-60

Hofman T: IgE and IgG antibodies in children with food allergy. Rocz. Akad. Med. Bialymst (1995) 40(3): 468-473

Horrobin DF: Food, micronutrients, and psychiatry. Int. Psychogeriatr. (2002) 14(4):331-334

Hotamisligil GS et al.: Adipose expression of tumor necrosis factor: direct role in obesity-linked insulin resistance. Science (1993) 259:87-916

Hughes EC et al.: Migraine: A diagnostic test for etiology of food sensitivity by nutritionally supported fast and confirmed by long-term report. Ann. Allergy (1985) 55(1):28-32

Hvas AM et al.: Vitamin B6 level is associated with symptoms of depression. Psychother. Psychosom. (2004) 73(6): 340-343

Imada Y et al.: Relationships between serum magnesium levels and clinical background factors in patients with mood disorders. Psychiatr. Clin. Neurosci. (2002) 56(5): 509-514

Jachertz D: Zur Objektivierung der Gegensensibilisierung. Therapiewoche (1990) 40:76-79

Jadoulle V et al.: Interactions somato-psychiques dans la maladie coeliaque. Gastroenterol. Clin. Biol. (2002) 26(12): 1134-1139

James, JM et al.: Airway reactivity changes in asthmatic patients undergoing blinded food challenges. Am. J. Respir. Crit. Care. Med. (1996) 153(2):597-603

Jyonouchi H et al.: Evaluation of an association between gastrointestinal symptoms and cytokine production against common dietary proteins in children with autism spectrum disorders. J. Pediatr. (2005) 146(5):605-610

Kapuste H: Pyrrolurie, Vitamin B6 und Zink: Therapeutische Erfolge und offene Fragen. Journal für Orthomolekulare Medizin (1995) 4:307-321

Kelly FJ et al.: Altered lung antioxidant status in patients with mild asthma. Lancet (1999) 354:482-483

Khosraviani K et al.: Effect of folate supplementation on mucosal cell proliferation in high risk patients for colon cancer. Gut (2002) 51(2):195-199

Kilkens TOC et al.: Acute tryptophan depletion affects brain-gut responses in irritable bowel syndrome patients and controls. Gut (2004) 53:1794-1800

Kim YI : Role of folate in colon cancer development and progression. J. Nutr. (2003) 133(11Suppl. 1):3731S-3739S

King TS et al.: Abnormal colonic fermentation in irritable bowel syndrome. Lancet (1998) 352:1187-1189

Koyturk M et al.: The protective effect of vitamin C, vitamin E, and selenium combination therapy on ethanolinduced duodenal mucosal injury. Hum. Exp. Toxicol. (2004) 23(8):391-398

Krammer HJ et al.: Probiotika in der Therapie des Reizdarmsyndroms. Z. Gastroenterol. (2005) 43:467-471

Kruis W et al.: Maintaining remission of ulcerative colitis with the probiotic Escherichia coli Nissle 1917 is as effective as with standard mesalazine. Gut (2004) 53:1617-1623

Li JJ et al.: Is hypertension an inflammatory disease? Med. Hypotheses (2005) 64(2):236-240

Lin HC et al.: Small intestine bacterial overgrowth: a framework for understanding irritable bowel syndrome.

JAMA (2004) 292:852-858

Lindahl B et al.: Markers of myocardial damage and inflammation in relation to long-term mortality in unstable coronary artery disease. N. Engl. J. Med. (2000) 343:1139-1147

Lindqvist U et al.: I gA antibodies to gliadin and celiac disease in psoriatic patients. Rheumatology (2002) 41(1):31-37

Lowett SL et al.: Influence of dietary factors on the clinical course of ulcerative colitis: a prospective cohort study. Gut (2004) 53:1479-1484

Maes M et al.: Lower serum vitamin E concentrations in major depression. Another marker of lowered antioxidant defense in that illness. J. Affect. Disord. (2000) 58(3):241-246

Mannhart N: Modulation of intestinal immune response by protein malnutrition and amino acids. Dissertation zur Erlangung des akademischen Grades Dr . agr., Universität für Bodenkultur Wien, Institut für Angewandte Mikrobiologie (2001)

Mansfield LE: Food allergy and headache. Whom to evaluate and how to treat . Postgrad. Med. (1988) 83(7) : 46-51

Maxwell PR et al.: Antibiotics increase functional abdominal symptoms. Am. J. Gastroenterol. (2002) 97: 104-108

Michaelsson G et al.: Psoriasis patients with antibodies to gliadin can be improved by a gliadin-free diet Br. J. Dermatol. 142 (2000) 44-51.

Mickleborough TD et al.: Protective effect of fish oil supplementation on exercise- induced bronchoconstriction in asthma. Chest (2006) 129:39-49

Moller DE et al.: Potential role of TNF-alpha in the pathogenesis of insulin resistance and type 2 diabetes. Trends Endocrinol. Metab. (2000) 11:212-217

Mousain-Bosc M et al.: Magnesium Vit B6 intake reduces central nervous system hyperexcitability in children. J. Am. Coll. Nutr. (1994) 23(5):545S-548S

Mycroft FJ et al.: MIF like sequences in milk and wheat proteins. Letter to the editor. New Engl. J.Med. (1982) 307(14):895.

Niedzielin et al.: A controlled, double-blind randomized study on the efficacy of lactobacillus plantarum 299 V in patients with irritable bowel syndrome. Europ. J. Gastroenterol. Hepatol. (2001) 13:1143-1146

Nogier PFM: Traite d'auriculotherapie. Maisonneuve, Sainte-Ruffine (1969)

Noschinski D-R: Multiple Sklerose, Ernährung und Orthomolekulare Medizin. Journal für Orthomo-lekulare Medizin (2004) 2:161-170

Noschinski D-R: Multiple Sklerose. Orthomolekulare Aspekte einer Autoimmunerkrankung. Abstract des Vortrages auf dem 10. Kongress für Orthomolekulare Medizin 2005 in Köln. Journal für Orthomolekulare Medizin 2 (2005) 212-214

Noschinski D-R: Nahrungsmittelallergien und Immunglobulin G4. Journal für Orthomolekulare Medizin (2003) 4:405-415

Ottendorfer D, Zimmermann, K: Mikrobiologische Therapie. Wirkung bei allergischen Erkrankungen. Forum Immunologie (Schriftenreihe Immunologie in der Praxis) (1998)

Parker G et al.: Treatment - resistant depression: when antidepressant drug intolerance may indicate food intolerance. Aust. N. Z. J. Psychiatry 36 (2002) 263-265

Penard-Morand C et al.: Prevalence of food allergies and its relationship to asthma and allergic rhinitis in schoolchildren. Allergy (2005) 60(9):1165-1171

Peng X et al.: Effects of enteral supplementation with glutamine granules on intestinal mucosal barrier function in severe burned patients. Burns (2004) 30(2):135-139

Popova TS et al.: Rol glutamina venteral nom pitanii pri kishechnolnedostatochnosti. Vopr. Pitan. (2000) 69(5):51-5

Quadro L et al.: Retinol and retinol-binding protein: gut integrity and circulating immunglobulins. J. Infect. Dis. (2000) 182 Suppl 1:S97-S102

Randolph TG et al.: Allergic Reactions from ingestion or intravenous injection of cane sugar (sucrose) . J. Lab. & Clin. Med. (1950) 36: 242-248

Randolph TG: Allergy as a cause of acute torticollis. Am. Pract. Dig. Treat. (1950) 1(10):1062-1067

Randolph TG: Allergy as a cause of nuchal myalgia and associated headache. Arch. Otolaryngol. (1949) 50(6):745-758

Randolph TG: Allergic myalgia. J.Mich. State Med. Soc. (1951) 50(5):487-494

Randolph TG: Musculoskeletal allergy in children. Int. Arch. Allergy Appl. Immunol. (1959) 14(1-2):84-96

Ranjibar A et al.: Selen und atopische Dermatitis Biosynthesen (2002) 1:7-15)

Rees T et al.: A prospective audit of food intolerance among migraine patients in primary care clinical practice. Headache Care (2005) 2(2):105-110

Ridker PM et al.: Comparison of C-reactive protein and low-density lipoprotein cholesterol levels in the prediction of first cardiovascular events. N. Engl. J. Med. (2002) 347:1557-1565

Ridker PM et al.: C- reactive protein and other markers of inflammation in the prediction of cardiovascular disease in women. N. Engl. J. Med. (2000) 342:836-843.

Riesen WF et al.: Short term effects of atorvastatin on C-reactive-protein. Eur.Heart. J. (2002) 23:794-799

Rietsche E et al.: Bakterielle Endotoxine: Beziehungen zwischen chemischer Konstitution und biologischer Wirkung. Immun. Infekt. (1993) 21:26-35

Roberts G et al.: Food allergy and asthma what is the link? Pediatr. Respir. Rev. (2003) 4(3):205-212

Rosenfeldt V et al.: Effect of probiotic Lactobacillus strains in children with atopic dermatitis. J. Allergy Clin. Immunol. (2003) 111:389-395

Rosenfeldt V et al.: Effect of probiotics on gastrointestinal symptoms and small intestine permeability in children with atopic dermatitis. J. Pediatr. (2004) 145:612-616

Rousset H et al.: Une grande simulatrice pour l allergologue: l intolerance au gluten. Allerg. Immunol (2004) 36(3):96-100

Rusch V et al.: Ergebnisse einer offenen, nicht -placebokontrollierten Pilotstudie zur Untersuchung des immunmodulierenden Potentials von Autovaccinen. Arzneimittelforsch./Drug. Res. (2001) 51(II):690-697

Schulte-Korne G et al.: Der Einfluss einer oligoantigenen Diät auf das Verhalten von hyperkinetischen Kindern. Z. Kinder Jugendpsychiatr. Psychother. (1996) 24(3):176-183

Shanahan F et al.: I gG-mediated food intolerance in ir ritable bowel syndrome: a real phenomen or an epiphenomen? Am. J. Gastroenterol. (2005) 100(7):1558-1559

Sjoholm AG et al.: Complement deficiency and disease: an update. Mol. Immunol. 43 (2006) 78-85

Sköldstam L. et al.: An experimantal study of a mediterranean diet intervention for patients with rheumatoid arthritis. Ann. Rheum. Dis. 62 (2003) 208-214

Slot O et al.: Arthritis as presenting symptom in silent adult celiac disease. Two cases and review of the literature. Scand. J. Rheumatol. (2000) 29(4):260-263

Spergel JM et al.: Food allergy and additives: triggers in asthma. Immunol. Allergy Clin. North Am. (2005) 25(1):149-167

Stallmach A et al.: Role of infections in the manifestation or reactivation of inflammatory bowel disease.

Inflamm. Bowel. Dis. (2002) 8:213-218

Stephensen CB: Vitamin A, infection, and immune function. Annu. Rev. Nutr. (2001) 21:167-192

Krebs H: Eigenbluttherapie. Methodik, Indikation, Praxis. Urban & Fischer Verlag, München-Jena (1999)

Sun Z et al.: Findings in normal rats following administration of gliadorphin-7 (GD-7). Peptides (2003) 24(2) : 321-323

Tamizifar B et al.: Treatment of chronic fatigue syndrome by dietary supplementation with omega-3- fatty acids a good idea? Med. Hypothesis (2002) 58(3): 249-250

Tannuri U et al.: The effects of glutamine- supplemented diet on the intestinal mucosa of the malnourished growing rat. Rev. Hosp. Clin. Fac. Med. Sao Paulo (2000) 55(3):87-92

Theurer K-E: Die Gegensensibilisierung als neuartige Desensibilisierungsmethode. Med. Woche (1956) 44:1569- 1572

Thomas S et al.: Retinoid metabolism in the rat small intestine. Br. J. Nutr. (2005) 93(1):59-63

Treib J et al.: Chronic fatigue syndrome in patients with Lyme borreliosis. Eur. Neurol. (2000) 43(2):107-109

Turjanmaa K: Atopy patch test in the diagnosis of delayed food hypersensitivitiy. Allerg. Immunol. (2002) 34(3):95-97

Vancassel S: Plasma fatty acid levels in autistic children. Prostaglandins Leukot. Essent . Fatty Acids (2001) 65(1):1-7

Vojdani A et al.: Immune response to dietary proteins, gliadin and cerebellar peptides in children with autism. Nutr. Neurosci. (2004) 7(3):151-161

Vojdani A et al.: Infections, toxic chemicals and dietary peptides binding to lymphocyte receptors and tissue enzymes are major instigators of autoimmunity in autism. Int . J. Immunopathol. Pharmacol. (2003) 16(3) : 189- 199

Wang L-H et al.: Bacillary dysentery as a causative factor of irritable bowel syndrome and its pathogenesis. Gut (2004) 53:1096-1101

Weiland SK et al.: Intake of trans fatty acids and prevalence of childhood asthma and allergies in Europe. Lancet (1999) 353:2040-2041

Wender EH: The food additive-free diet in the treatment of behaviour disorders: a review. J. Dev. Behav. Pediatr. (1986) 7(1):35-42

Weston S et al.: Effects of probiotics on atopic dermatitis: a randomised controlled trial.: Dis Childh. (2005) 90:892-897

Wolters M: D.: Diet and psoriasis: experimental data and clinical evidence. Br. J. Dermatol. (2005) 153:706-714

Yusoff NA et al.: The effects of exclusion of dietary egg and milk in the management of asthmatic children: a pilot study. J R Soc Health (2004) 124(2):74-80

Zar S et al.: Food-specific serum IgG4 and IgE-titers to common food antigens in irritable bowel syndrome. Am. J. Gastroenterol. (2005) 100(7): 1550-1557)

C

Vital- und Nährstoffe bei Antikörper-vermittelten Nahrungsmittelunverträglichkeiten

Felicitas Reglin

C Vital- und Nährstoffe bei Antikörper-vermittelten Nahrungsmittelunverträglichkeiten

1 Einleitung

Vitalstoffe bilden einen integrativen Bestandteil präventiver und therapeutischer Maßnahmen bei Antikörper-vermittelten Nahrungsmittelunverträglichkeiten. Ihre Wirkung setzt auf unterschiedlichen Ebenen des pathophysiologischen Geschehens an. Im Mittelpunkt steht zum einen ihr positiver Einfluss auf die Integrität der Magen-Darm-Schleimhaut. So tragen verschiedene Vitalstoffe zur Aufrechterhaltung einer normalen gastrointestinalen Permeabilität bei und verhindern hierdurch mit, dass große antigene Nahrungsmoleküle durch die Darmwand aufgenommen werden und eine Sensibilisierung gegen das betreffende Lebensmittel verursachen. Zum anderen greifen zahlreiche Vitalstoffe natürlicherweise an zahlreichen Stellen regulierend in die komplexen immunologischen Abläufe im Organismus ein. Im Zusammenhang mit der Vorbeugung von Antikörper-vermittelten Nahrungsmittelunverträglichkeiten ist dabei ihre Beteiligung an einem physiologischen Verhältnis von Helferzellen vom Typ 1 (Th1-Zellen) und Typ 2 (Th2-Zellen) von großer Bedeutung. Ebenso tragen Vitalstoffe zu einer normalen Produktion von sekretorischem Immunglobulin A (sIgA) bei, welches sich als Teil der immunologischen Schutzbarriere auf der Darmschleimhaut befindet und u.a. antigeneliminierend wirkt.

Vitalstoffe sind darüber hinaus in der Lage, den bei Antikörper-vermittelten Nahrungsmittelunverträglichkeiten im Rahmen der überschießenden Immunantwort entstehenden oxidativen Stress sowie die vermehrt gebildeten und freigesetzten Entzündungsmediatoren (v. a. Histamin, Prostaglandine, Leukotriene, Zytokine) und die hierdurch hervorgerufenen Symptome und Gewebeschädigungen abzuschwächen.

Den größten praktischen Stellenwert unter den Vitalstoffen zur Therapie von Antikörper-vermittelten Nahrungsmittelunverträglichkeiten besitzen mikrobiologische Präparate. Ergänzt und unterstützt wird ihre Wirkung durch Omega-3-Fettsäuren, verschiedene Vitamine, Mineralstoffe und sekundäre Pflanzenstoffe. Weitere Substanzen, die aufgrund neuerer wissenschaftlicher Studien in diesem Zusammenhang zu diskutieren sind, sind Chondroitin, Aminosäuren, und Phosphatidylcholin (Lezithin).

2 Mikrobiologische Präparate

2.1 Probiotika

Probiotika sind definierte lebende Mikroorganismen, die in ausreichender Menge in aktiver Form in den Darm gelangen und dadurch positive gesundheitliche Wirkungen erzielen (Def. des Arbeitskreises „Probiotische Mikroorganismenkulturen in Lebensmitteln"). Ihre optimale Wirksamkeit wird mit bestimmten Kriterien verbunden. So sollten die eingesetzten Keime menschlicher Herkunft sein, da sich natürliche Darmbewohner des Menschen den dort herrschenden Bedingungen besser anpassen als Bakterienstämme tierischen Ursprungs. Sie sollten eine ausreichende Magen- und Gallensäurenresistenz besitzen, damit sie den Dünn- bzw. Dickdarm in adäquater Menge lebend erreichen. Eine wesentliche Eigenschaft wird in ihrer Fähigkeit zur Adhärenz an die Mukosaoberfläche gesehen. Diese gilt als wichtige Voraussetzung für die temporäre Besiedlung und positiven gesundheitlichen Effekte. Insbesondere verschiedene Vertreter der Gattung Lactobacillus und Bifidobacterium erfüllen die genannten Bedingungen.

Probiotika besitzen eine Reihe gesundheitsrelevanter Wirkungen. Gut dokumentiert sind die Förderung der Milchzuckerverwertung bei Laktoseintoleranz, die geringere Häufigkeit und kürzere Dauer infektiös bedingter und antibiotikaassoziierter Diarrhoen, eine Beeinflussung der humoralen und zellulären Immunantwort und eine Reduzierung krebsfördernder Enzyme im Dickdarm.

Neben ihrer bereits etablierten Anwendung bei chronisch-entzündlichen Darmerkrankungen, Diarrhoen sowie zur allgemeinen Stärkung des Immunsystems ist der Einsatz von Probiotika in den letzten Jahren verstärkt bei Allergien untersucht und diskutiert worden. Grundlage hierfür bildet die Tatsache, dass die menschliche Darmflora eine Schlüsselrolle bei der Regulation des intestinalen und systemischen Immunsystems sowie der Entwicklung und Aufrechterhaltung der oralen Toleranz spielt. In Abwesenheit der Darmflora kommt es zu einem erhöhten Antigen-Transport durch die Darmmukosa und einer verminderten Toleranzentwicklung.

Probiotika sind offensichtlich in der Lage, die immunologische und nicht-immunologische Barrierefunktion des Darms und die immunmodulierenden Eigenschaften der Darmflora zu unterstützen, indem sie

- eine erhöhte Darmpermeabilität normalisieren,
- die Darmflora stabilisieren,
- das Gleichgewicht zwischen pro- und antiinflammatorischen Zytokinen fördern,
- das sIgA erhöhen,

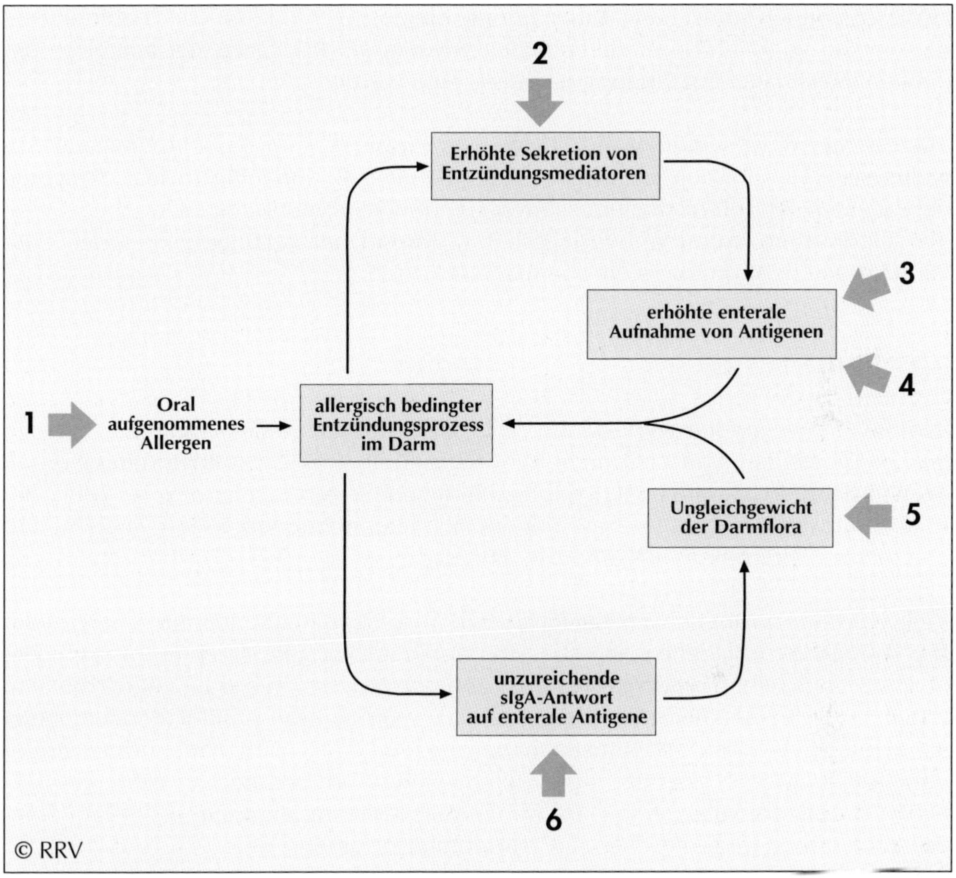

Abb. 17: Mögliche Ansatzpunkte einer probiotischen Therapie zur Modulation der Immunantwort im Verlauf einer allergisch bedingten Entzündung im Darm: 1.Veränderung der Immunogenität eines Allergens durch proteolytische Aktivität, 2. Reduzierte Sekretion proinflammatorischer Botenstoffe in den Darm, 3. Normalisierung der erhöhten intestinalen Permeabilität und beschleunigter Abbau enteraler Antigene, 4. Förderung der Antigenaufnahme durch die Peyer Plaques, 5. Normalisierung der Darmflora-Zusammensetzung, 6. Förderung der mukosalen IgA-Antwort auf enterale Antigene (mod. n. Isolauri et al, 2001)

- mit Hilfe bakterieneigener Proteasen potenziell gefährliche Antigene in weniger allergene Bruchstücke spalten (Abb. 17)

Tierexperimentelle Studien haben ergeben, dass eine Verabreichung von Probiotika nach einer Sensibilisierung gegen Eialbumin zu einer Senkung der erhöhten antigenspezifischen IgE-Werte, des Gesamt IgE und IgG1 führt. Gleichzeitig nimmt das Ausmaß der Mastzelldegranulation ab.

In verschiedenen klinischen Studien konnte ein positiver Einfluss von Probiotika auf den Verlauf von Nahrungsmittelallergien wie v.a. ein Rückgang der allergisch bedingten intestinalen Entzündung nachgewiesen werden.

Interessanterweise scheinen die Effekte von Probiotika auf das körpereigene Abwehrsystem vom Immunstatus der betreffenden Person abhängig zu sein. So wurde bei Patienten mit Kuhmilchallergie durch Zufuhr von Probiotika eine Downregulation der allergischen Immunantwort erzielt, während bei gesunden Personen eine Stimulierung des Immunsystems beobachtet wurde.

2.2 Kefir

Kefir gehört wie Joghurt zu den Sauermilcherzeugnissen. Anders als Joghurt werden bei der Herstellung von Kefir nicht nur Milchsäurebakterien, sondern ein Gemisch aus Milchsäurebakterien (z. B. Laktobazillen) und Hefen (Saccharomyces kefir), der sogenannte Kefir-Pilz, zugesetzt. Kefir enthält daher neben Milchsäure auch merkliche Mengen an Kohlensäure und Alkohol.

Kefir wurde ursprünglich im Kaukasus und Turkestan aus Stutenmilch hergestellt. Ihm werden verschiedene gesundheitsfördernde Wirkungen, darunter insbesondere positive Einflüsse auf das Immunsystem und den Magen-Darmtrakt zugeschrieben. Möglicherweise ist Kefir auch zur Prophylaxe von Nahrungsmittelallergien geeignet. Untersuchungen an Mäusen haben gezeigt, dass sich nach intragastraler Verabreichung von Ovalbumin bei gleichzeitiger Verfütterung von gefriergetrocknetem Kefir der Anstieg der Plasma-Ovalbumin-Konzentration und der Serum-Spiegel an Ovalbumin-spezifischem IgG supprimieren lassen.

Man nimmt an, dass ein spezielles, im Kefir von Lactobacillus kefiranofaciens gebildetes Polysaccharid durch besondere physikochemische Eigenschaften in der Lage ist, die Barrierefunktion des Darms zu stärken und die Permeation von Allergenen zu hemmen. Wenngleich es sich hier um tierexperimentelle Untersuchungen handelt, kommen die Wissenschaftler der Studie zu der Schlussfolgerung, dass „die vorliegenden Ergebnisse darauf hindeuten, dass gefriergetrockneter Kefir die intestinale Permeation von Nahrungsmittelantigenen reduziert, was zur Unterdrückung der oralen Sensibilisierung beiträgt. Wir empfehlen daher die Anwendung von Kefir zur Vorbeugung von Nahrungsmittelallergien."

2.3 Stoffwechselprodukte von E. coli L1931

Wie bereits dargestellt, kommt der mikrobiologischen Therapie im Rahmen der Immunmodulation sowie der antiallergischen Therapiestrategien eine grundlegende

Bedeutung zu. Neben den besonderen Eigenschaften der Milchsäurebildner weisen die verschiedenen Aufbereitungen von Coli-Bakterien spezielle Wirkspektren auf, die sich deutlich unterscheiden können. So kann die Therapie mit lebensfähigen Coli-Bakterien, deren Zellwandbestandteilen oder Stoffwechselprodukten auf eine lange Tradition zurückschauen.

Spezifische Peptide, Kohlenhydrate und Glykolipide, die von dem probiotischen Coli-Bakterium *Escherichia coli* L1931 gebildet werden, eignen sich im besonderen Maße zur Therapie einer geschädigten Darmschleimhaut sowie zur Regulierung des körpereigenen Immunsystems. Diese konzentrierten Stoffwechselprodukte steigern beziehungsweise normalisieren den Zellstoffwechsel der Darmepithelzellen und regenerieren auf diese Weise eine entzündete und erhöht permeable Schleimhautgrenzfläche. Darüber hinaus bewirkt die Membran-stabilisierende Wirkung z. B. auf Mukosa-Mastzellen einen antiallergischen Effekt, so dass die Histaminausschüttung bei Nahrungsmittelallergien deutlich reduziert wird (dieser Effekt zeigt sich auch bei Pollenallergien im Bereich der Respirationsschleimhaut).

Tab. 9: Auszug der bekannten biologischen Aktivitäten des Wirkstoffkomplexes aus *Escherichia coli* L1931 und ihre physiologischen Konsequenzen

Spezifische biologische Eigenschaft(*in vitro / in vivo*)	Physiologische Wirkung
Erhöhung des reduzierten Glutathions	Erhöhung des antioxidativen und antiinflammatorischen Potenzials
Antihistaminerge Wirkung	Antiinflammatorische und spasmolytische Wirkung
Hemmung der Bildung freier Radikale	Antioxidative und antiinflammatorische Wirkung
Zytokininduktion	Modulation der Immunantwort, Beeinflussung der Balance der TH1 und TH2 Helferzellsubpopulationen
Stimulation des Wachstums und der Differenzierung hämatopoetischer Stammzellen (CFU-GEMM)	Regeneration des Immunsystems
Unterdrückung der Photohämolyse	Photoprotektion / Zytoprotektion
Stabilisierung der Zellmembran gegen osmotischen Stress	Zytoprotektion
Verstärkung der zytotoxischen Effekte von 5 Fluorurazil auf Tumorzellen	Erhöhung der Effektivität der Chemotherapie; Reduzierung der Nebenwirkungen der Zytostase

Die Reparaturmechanismen beschleunigen gleichzeitig eine Stabilisierung der physiologischen Darmflora an der restituierten Schleimhaut. Letztlich lässt sich ein immunregulierender Effekt nachweisen, der sich auf das gesamte unspezifische Abwehrsystem auswirkt sowie die Vermehrung von unerwünschten, Milieu-destabilisierenden Fremdkeimen im intestinalen Bereich hemmt. Der therapeutische Ansatz ist somit nicht in der „Symbioselenkung" im klassischen Sinne zu suchen. Vielmehr handelt es sich um spezifische Schleimhaut- und Immuntherapeutika für die Basistherapie von Darmerkrankungen und Allergien.

Der Wirkstoff ist ein zellfreier, biotechnologisch erzeugter Extrakt aus den Stoffwechselprodukten (Peptide, Kohlenhydrate und Glykolipide) von *Escherichia coli* Stamm L1931. Tab. 9 gibt einige der bis heute *in vitro* und *in vivo* gefundenen biologischen Aktivitäten des Wirkstoffs wieder.

Zur systemischen Applikation stehen Stoffwechselprodukte von *E. coli* L1931 auch in der Injektionsform zur Verfügung. Die immunmodulatorischen Wirkstoffe treten mit den immunkompetenten Zellen des Blutes und im Gewebe direkt in Wechselwirkung. Die therapeutischen Effekte an der Schleimhaut lassen sich durch Eingriffe in die Regelkreise der T-Zellen und den als Homing bekannten Weg der Rückkehr der geprägten und gereiften Lymphozyten in das Mukosa-assoziierte lymphatische Gewebe erklären. Wichtigste und häufigste Indikation der parenteralen Anwendung ist die initiale biologische Therapie allergischer Erkrankungen wie Nahrungsmittelallergien und Heuschnupfen.

3 Omega-3-Fettsäuren

Die Omega-3-Fettsäuren des Fischöls (Eikosapentaensäure, Dokosahexaensäure) besitzen eine Reihe immunregulativer Wirkungen, die bislang v.a. bei chronisch entzündlichen und autoimmun bedingten Erkrankungen wie der rheumatoiden Arthritis und chronisch-entzündlichen Darmerkrankungen genutzt werden. Auch bei Allergien wird ihre Anwendung diskutiert. Im Vordergrund der Fischölwirkung bei Erkrankungen des Immunsystems und in diesem Zusammenhang auch bei Allergien steht ihr günstiger Einfluss auf das Entzündungsgeschehen bzw. die Produktion verschiedener Entzündungsmediatoren.

Im Rahmen allergischer Prozesse wird sowohl von den Immunzellen als auch vom jeweils betroffenen Gewebe eine Vielzahl von proinflammatorischen Mediatorstoffen ausgeschüttet, die für die typische Entzündungssymptomatik verantwortlich sind. Eine bedeutsame Gruppe sind die Eikosanoide, die im Organismus aus mehrfach ungesättigten Fettsäuren gebildet werden. Ausgangssubstrat für Eikosanoide mit ausgeprägt proinflammatorischen Wirkungen ist die Arachidonsäure, die in Zellmemb-

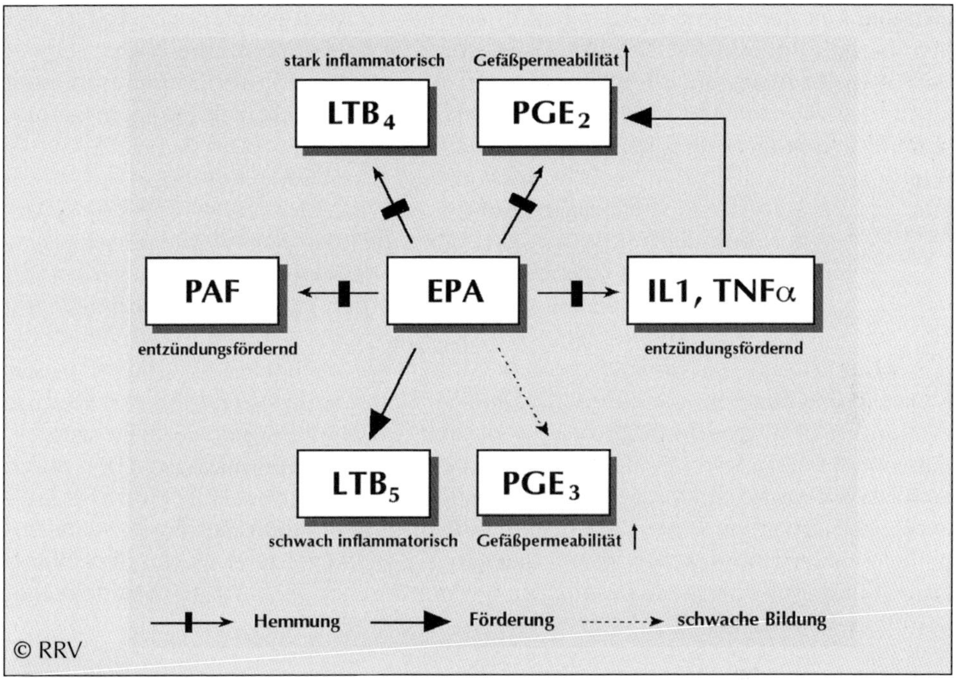

Abb. 18: Wirkungen von Eikosapentaensäure bei entzündlichen Erkrankungen; Zeichenerklärung: EPA = Eikosapentaensäure, LTB = Leukotrien, PG = Prostaglandin, PAF = platelet activating factor, IL = Interleukin, TNF = Tumornekrosefaktor

ranen als Bestandteil der Phospholipidschicht enthalten ist. Sie wird bei Entzündungsprozessen freigesetzt und zur Synthese von proinflammatorischen Eikosanoiden wie z. B. Prostaglandin E2 und Leukotrien B4 herangezogen. Eine für Allergiker interessante Tatsache besteht zudem darin, dass speziell der Entzündungsmediator PGE2 auch mit der Entstehung von Allergien in Zusammenhang gebracht wird.

Die mehrfach ungesättigten Fettsäuren des Fischöls, darunter insbesondere die Eikosapentaensäure (EPA), sind in der Lage, die Produktion dieser proinflammatorischen und Allergie fördernden Eikosanoide herunterzufahren. EPA wird wie die Arachidonsäure natürlicherweise in die Zellmembran eingebaut und kann von hier ebenfalls wieder freigesetzt und in Eikosanoide umgewandelt werden. Dabei entstehen jedoch strukturell andere Eikosanoide (z. B. Leukotrien B5), die sich in ihrer Wirkweise von denen unterscheiden, die aus Arachidonsäure gebildet werden. So weist das aus EPA gebildete Eikosanoid Leukotrien B5 im Vergleich zu dem aus Arachidonsäure gebildeten Leukotrien B4 nur eine geringe inflammatorische

Wirkung auf. Bei einer erhöhten Zufuhr von Fischöl wird Arachidonsäure aus den Membranphospholipiden verdrängt und durch Eikosapentaensäure ersetzt. Damit steht weniger Ausgangssubstrat für die stark inflammatorisch wirksamen und mehr für die schwach inflammatorisch wirksamen Eikosanoide zur Verfügung. Insgesamt kommt es hierdurch zu einem Rückgang der Entzündung.

Omega-3-Fettsäuren können die Wirkung von Probiotika steigern.

Fischöl senkt außerdem die Aktivität bestimmter Zytokine (Interleukine wie Il-1,Il-2, Il-6, Tumornekrosefaktor-α), die eine weitere bedeutsame Gruppe von körpereigenen Entzündungsmediatoren darstellen und mit den Eikosanoiden in Wechselwirkung stehen (Abb. 18).

Neben ihren antientzündlichen Wirkungen entfalten Omega-3-Fettsäuren protektive Wirkungen im Darm. In einer tierexperimentellen Studie konnte gezeigt werden, dass durch Nahrungsmittelallergene verursachte intestinale Mukosaschäden durch eine Fischöl-reiche Ernährung gebessert werden können. Interessant sind Wechselwirkungen zwischen Probiotika und mehrfach ungesättigten Fettsäuren. Untersuchungen an gnotobiotischen Tieren belegen, dass Omega-3-Fettsäuren die Adhäsion von Probiotika an die Darmmukosa fördern und auf diese Weise die Effektivität von Probiotika steigern könnten.

Sowohl die Arachidonäure-antagonistische Wirkung als auch der protektive Einfluss auf die Darmmukosa sprechen für einen Einsatz der Omega-3-Fettsäuren des Fischöls bei Antikörper-vermittelten Nahrungsmittelunverträglichkeiten. Inwieweit es durch eine Supplementierung tatsächlich zu einer Besserung des Krankheitsbildes kommt, ist noch nicht ausreichend geklärt. Klinische Studien haben sich bislang lediglich mit der Anwendung von Fischöl bei Atemwegsallergien und Neurodermitis befasst. Die Ergebnisse sind widersprüchlich und deuten darauf hin, dass es Patienten gibt, die positiv auf eine Fischölgabe reagieren und solche, bei denen sich die Allergie verschlechtert. Eine mögliche Erklärung hierfür könnten die sehr komplexen und z. T. ambivalenten Fischölwirkungen auf das Immunsystem sein, die möglicherweise in Abhängigkeit von der Dosierung und individuellen Stoffwechsellage zu unterschiedlichen therapeutischen Reaktionen führen.

4 Vitamine und Spurenelemente

Verschiedene Vitamine und Spurenelemente besitzen spezielle physiologische Eigenschaften und /oder pharmakologische Wirkungen, die zum Schutz vor Allergien von Bedeutung sein können. Hierzu zählen v.a. Vitamin C, Vitamin A, Pantothensäure und Zink.

Tab. 10: Zusammenhang zwischen Plasma-Ascorbinsäure- und Blut-Histamin-Spiegel. Messungen von 437 Blutproben von Patienten (nach Friedrich, 1987)

Plasma-Ascorbinsäure [mg/100 ml]	Vollblut-Histamin [ng/ml]
0,00 - 0,19	59,1
0,20 - 0,39	36,5
0,40 - 0,59	27,9
0,60 - 0,79	21,0
0,80 - 0,99	19,2
1,00 - 1,19	16,8
1,20 - 1,39	18,1
1,40 - 1,59	17,1
1,60 - 2,59	12,0 - 17,0

4.1 Vitamin C

Vitamin C ist ein natürliches Antiallergikum. Seine Anwendung bei Allergien beruht auf einer Senkung des Histaminspiegels, der Beteiligung am Glucocorticoidstoffwechsel und seiner Funktion als Antioxidans.

4.1.1 Senkung des Histaminspiegels

Histamin gehört zu den Mediatoren, die in der Schleimhaut von Magen und Darm vorkommen. Es wird dort bei allergischen Reaktionen aus Entzündungs- und Mastzellen freigesetzt und führt u.a. zu einer erhöhten Epithel- und Gefäßdurchlässigkeit, Schleimhautödemen und Gewebeläsionen. Zwischen dem Plasma-Vitamin-C-Spiegel und dem Blut-Histamin-Spiegel besteht ein deutlicher Zusammenhang (Tab . 10). Personen mit erniedrigtem Vitamin C-Spiegel weisen eine Erhöhung der Histamin-Werte auf. Dabei kommt es bereits bei Vitamin-C-Werten von unter 1 mg/dl, d. h., bevor sich deutliche Vitamin-C-Mangelerscheinungen zeigen, zu einer exponenziellen Erhöhung der Histaminwerte. Bei einer Absenkung der Vitamin-C-Werte unter 0,7 mg/dl steigen die Bluthistaminwerte hochsignifikant an. Solche Werte wurden bei Allergikern gemessen.

Durch eine Zufuhr von 2 g Vitamin C/d kann eine signifikante Senkung des Histaminspiegels erreicht werden.

Tierexperimentelle Untersuchungen haben ergeben, dass sich unter Vitamin C die stressbedingte renale Histaminausscheidung vermindert. Ferner wurde in vitro gezeigt, dass Vitamin C die Neusynthese von Histamin hemmt. Zur Senkung erhöhter Histaminwerte beim Menschen reichen die normalen Zufuhrempfehlungen für Vitamin C nicht aus. In klinischen Untersuchungen konnte durch eine Dosierung von 2 g Vitamin C/d eine statistisch signifikante Senkung des Histaminspiegels von 38%

erzielt werden, während Mengen von 0,5 g Vitamin C/d den Histaminspiegel nur leicht senkten.

4.1.2 Beteiligung am Glucocorticoidstoffwechsel

Wesentliche Funktionen der in der Nebennierenrinde gebildeten Glucocorticoide mit ihrem wirksamsten Vertreter, dem Cortisol, bestehen in der Beteiligung an der Stress-Reaktion sowie einer Hemmung verschiedener Mechanismen des körpereigenen Abwehrsystems. In pharmakologischer Dosierung eingesetzt, gehören sie wegen ihrer immunsuppressiven und antiallergischen Effekte zu den wichtigsten schulmedizinischen Medikamenten gegen Allergien. Vitamin C steht in enger Beziehung zum Glucocorticoidstoffwechsel. Es wird für Hydroxylierungsreaktionen bei der Glucocorticoid-Synthese benötigt. In der Nebennierenrinde werden hohe Vitamin-C-Spiegel gefunden. Eine Freisetzung von Glucocorticoiden geht stets mit einer Reduktion des Vitamin-C-Gehaltes in der Nebennierenrinde einher.

Unter Vitamin-C-Mangel findet eine verminderte Freisetzung von Glucocorticoiden als Antwort auf Stress statt. Es liegt daher nahe, anstatt oder begleitend zu einer Cortisolmedikation die Vitamin-C-Zufuhr zu erhöhen, um auf diese Weise eine Zunahme der körpereigenen Glucocorticoidaktivität zu erreichen. Es gibt Untersuchungen, die darauf hindeuten, dass dies möglich ist. Darin wird die Hypothese aufgestellt, dass die Entwicklung von Allergien in engem Zusammenhang zu einer stressinduzierten adrenalen Hypofunktion steht. Durch Vitamin-C-Infusionen (6-9 g/Infusion) ein- bis zweimal wöchentlich konnten in diesen Untersuchungen eine Erhöhung der Cortisol-Spiegel und Remissionen bei allergischen Erkrankungen erzielt werden. Kinder und Jugendliche hatten nach Aussage der Autoren eine gute Chance, auch nach Absetzen der Infusionen beschwerdefrei zu bleiben. Bei Erwachsenen kam es zu Rückfällen. Eine Verringerung der Dosis auf 2 g Vitamin C pro Infusion zeigte keinen Erfolg.

4.1.3 Antioxidative Funktion

Die im Rahmen des allergischen Geschehens stattfindenden Entzündungsreaktionen gehen mit einer Erhöhung der freien Radikale und damit des Antioxidanzienverbrauchs einher. Als wichtiges Antioxidans in wasserlöslichen Kompartimenten trägt Vitamin C zur Bekämpfung des oxidativen Stresses und der durch ihn hervorgerufenen Gewebeschädigungen bei.

4.2 Vitamin A

Vitamin A spielt bei Nahrungsmittelallergien eine wichtige Rolle, da es ein essenzi-

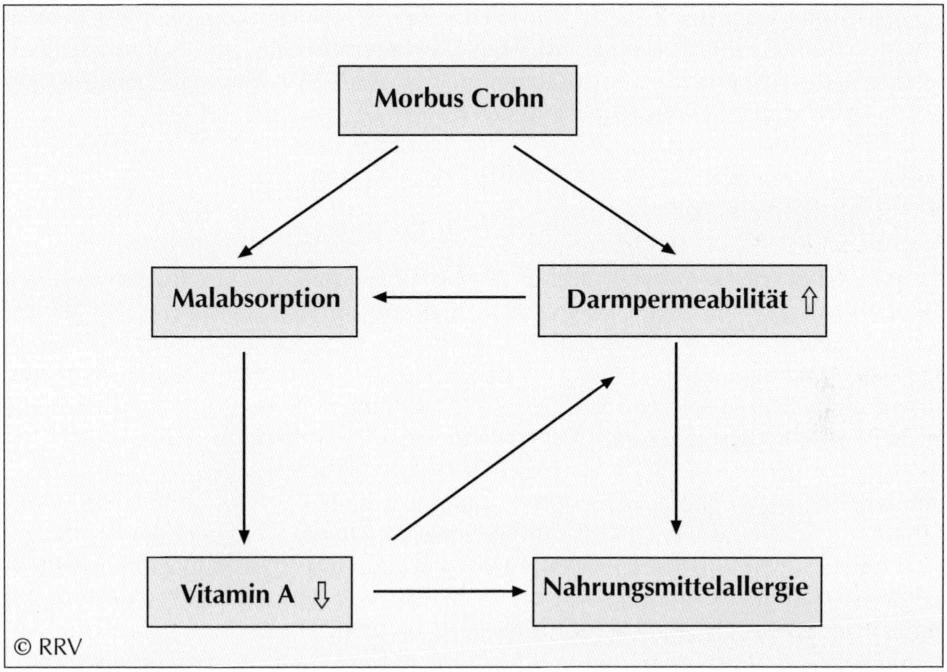

Abb. 19: Mögliche Zusammenhänge zwischen Morbus Crohn, Nahrungsmittelallergien und Vitamin-A-Mangel

eller Nährstoff für Wachstum, Differenzierung und Proliferation der Epithelzellen und damit auch für die Darmmukosa ist. Ein Mangel an Vitamin A führt zu einer Austrocknung der Schleimhäute sowie einer Atrophie des Darmepithels und geht mit einer Beeinträchtigung der intestinalen Schleimhautintegrität einher. Klinische Studien haben ergeben, dass die intestinale Barrierefunktion invers mit der Serum-Retinol-Konzentration korreliert. Eine Vitamin A-Supplementation trägt zur Normalisierung einer gestörten Darmintegrität bei.

Zudem greift Vitamin A an zahlreichen Stellen in das immunologische Geschehen ein. Neben seiner bekannten Wirkung als „Anti-Infekt-Vitamin" ist es auch an Vorgängen beteiligt, die zum Schutz vor Allergien von Bedeutung sein können. So sind im Tierversuch bei Vitamin A-Mangel die sIgA-Konzentrationen im Darm erniedrigt. In mononukleären Zellen konnte eine Hemmung der IgE- Produktion durch Vitamin A nachgewiesen werden. Ebenso wurde für Vitamin A eine Verringerung entzündungsfördernder Zytokine und Prostaglandine festgestellt.

Eine wesentliche Ursache für Vitamin A-Mangel ist eine Malabsorption wie sie z. B.

bei M. Crohn oder der Zöliakie auftreten kann. Bei diesen Erkrankungen besteht ohnehin eine Neigung zu einer erhöhten Darmpermeabilität und Nahrungsmittelallergien, die sich durch einen zusätzlichen Vitamin-A-Mangel möglicherweise verschlechtern können (Abb. 19).

4.3 Pantothensäure

Das wasserlösliche Vitamin Pantothensäure ist ein wichtiger Faktor für eine gesunde Schleimhaut und damit auch für eine normale Barrierefunktion des Darms. Ein Mangel führt u.a. zu Magen-Darmstörungen. In Form von Dexpanthenol wird das Vitamin seit langem erfolgreich zur Förderung der Epithelisierung und Schleimhaut-Regeneration eingesetzt. Tierexperimentelle Untersuchungen haben eine beschleunigte Abheilung Cortison-induzierter Magenulzera durch Panthenol ergeben.

Auf biochemischer Ebene ist Pantothensäure als essenzieller Bestandteil von Coenzym A (CoA) in eine Vielzahl von Stoffwechselvorgängen eingebunden. Hierzu gehört insbesondere die Metabolisierung von Fettsäuren. Fettsäuren jeglicher Kettenlänge werden durch Bindung an CoA in ihre aktive Form überführt. Nur in dieser Form können sie im Stoffwechsel umgesetzt werden. Die enge metabolische Abhängigkeit der Fettsäuren von einer ausreichenden CoA-Verfügbarkeit bietet eine Reihe von Erklärungsmöglichkeiten für die schleimhautprotektiven Effekte der Pantothensäure (Abb. 20). Langkettige Fettsäuren sind Bestandteil der Zellmembranphospholipide und damit an der Integrität und Funktionsfähigkeit der Darmepithelzellen beteiligt. Ebenso werden Fettsäuren für die Synthese der sauren Mucopolysaccharide (Glykosaminoglykane) gebraucht, die die Hauptkomponente des Darmschleims darstellen.

Von besonderem Interesse für die Aufrechterhaltung einer normalen Darmschleimhaut-Struktur sind die kurzkettigen Fettsäuren Propionsäure, Essigsäure und Buttersäure. Auch sie entfalten ihre Wirkung erst nach CoA-Aktivierung. Kurzkettige Fettsäuren werden durch die Darmflora aus Ballaststoffen gebildet. Im Darmlumen sorgen sie durch eine Senkung des pH-Wertes für die Stabilisierung der standortspezifischen Mikroflora. Aktivierte Buttersäure (Butyryl-CoA) dient zudem als Energielieferant für die Kolonmukosa. Aktivierte Propionsäure (Propionyl- CoA) stimuliert die Zellproliferation und verhindert eine Schleimhautatrophie. Aktivierte Essigsäure (Acetyl-CoA) regt die Schleimhautdurchblutung an.

Pantothensäure ist zudem an einer Reihe weiterer Stoffwechselvorgänge und Synthesen im menschlichen Organismus beteiligt. Relativ neu ist dabei die Erkenntnis, dass sie zu einer Erhöhung der Glutathion-Konzentration führt und hierdurch Gewebe vor peroxidativen Schäden schützt. Auch dieser Mechanismus könnte für die

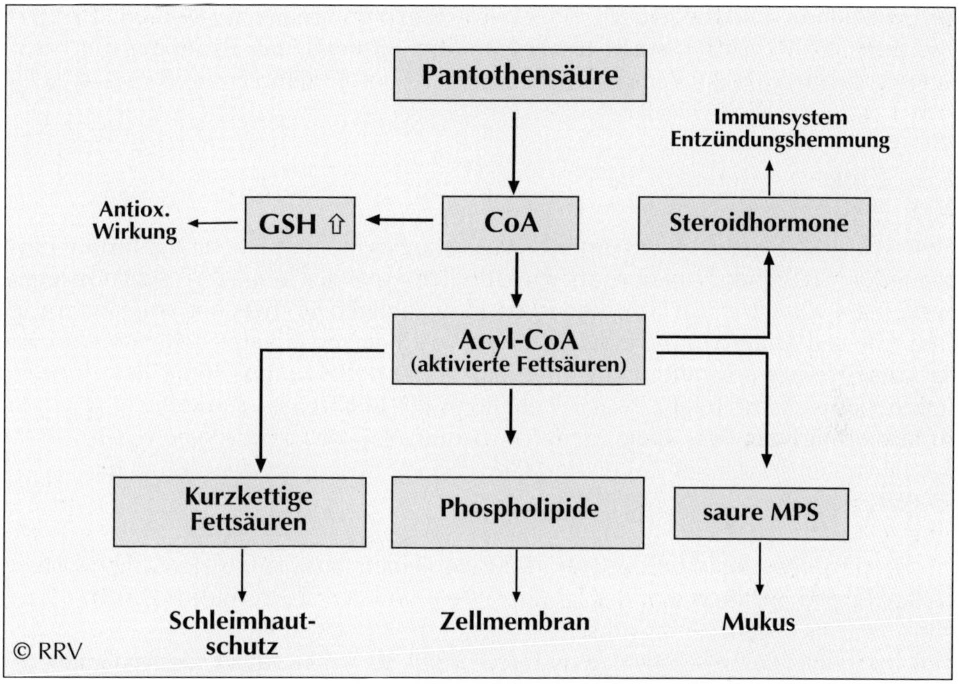

Abb. 20: Mögliche Bedeutung von Pantothensäure bei Nahrungsmittelallergien

schleimhautschützenden Eigenschaften des Vitamins mit verantwortlich sein.

Aufgrund ihrer Beteiligung an der Synthese der Corticosteroide (v.a. Cortisol) gilt Pantothensäure bzw. CoA als natürliche Alternative zum Cortison und konnte damit auch zur Entzündungshemmung und Linderung der allergischen Bereitschaft nützlich sein. Wissenschaftliche Studien sprechen für diesen Ansatz. So belegen tierexperimentelle Untersuchungen, dass die Funktion der Nebennierenrinde unter Pantothensäuremangel beeinträchtigt ist. Eine Zufuhr von Pantothensäure zeigte deutliche steroidähnliche Effekte. Beim Menschen wurde nach der hochdosierten Anwendung von Pantothensäure eine erhöhte Ausscheidung von Cortisonmetaboliten im Urin gemessen, was nach Ansicht der Autoren auf eine Anregung der Glucocorticoidproduktion hindeutet.

Da Pantothensäure in zahlreichen Lebensmitteln vorkommt (griech: pantos = überall), wird meist davon ausgegangen, dass in den westlichen Ländern an diesem Vitamin kein Mangel herrschen kann. Wissenschaftler weisen jedoch in neuerer Zeit darauf hin, dass pantothensäurereiche Lebensmittel wie Innereien und Hülsenfrüchte einen zunehmend geringeren Stellenwert in der heutigen Ernährung einnehmen und die „vielfach beschriebene bedarfsdeckende Versorgungslage mit Vorbehalt zu betrachten"(Hahn, 2001) ist. Es erscheint daher sinnvoll, bei Patienten mit Nahrungsmittelallergien die Pantothensäurewerte zu bestimmen.

4.4 Zink

Zink ist in grundlegende biochemische Prozesse des menschlichen Organismus eingebunden. In seiner Funktion als struktureller, katalytischer oder regulatorischer Bestandteil von über 300 Enzymen ist es an unzähligen Stoffwechselvorgängen wie dem Ab- und Aufbau von Nukleinsäuren, Proteinen sowie verschiedenen Hormonen und Neurotransmittern beteiligt. Als strukturelle Komponente des Enzyms Superoxiddismutase trägt Zink zur Entgiftung des hochreaktiven und zelltoxischen Superoxidradikals bei. Zink ist damit Bestandteil des körpereigenen Antioxidanziensystems, welches Zellen und Gewebe vor überschüssigen freien Radikalen schützt.

Zu den Organen, die in besonderer Weise von einem ausgeglichenen Zinkhaushalt abhängig sind, gehören u.a. das Immunsystem und der Gastrointestinaltrakt.

Zink beeinflusst die Leistungen des Immunsystems auf nahezu allen Ebenen. Schwerer Zinkmangel führt, wie an Patienten mit Akrodermatitis enteropathica (genetisch bedingte Störung der Zinkresorption) gezeigt wurde, zur Thymusatrophie, reduzierten Lymphozytenproliferation als Antwort auf Mitogene, zum selektiven Abfall der T4+-Helferzellen und mangelnder Thymushormonaktivität. Bei Patienten, die im Rahmen einer parenteralen Ernährung ein Zinkdefizit entwickelten, wurden eine Lymphopenie, ein verringertes Verhältnis von T-Helfer- und Suppressorzellen und eine verminderte NK-Zellaktivität festgestellt.

Mastzellen besitzen auch eine gute Seite. Sie bauen Endothelin I ab, eine Substanz, die an verschiedenen pathophysiologischen Prozessen wie z. B. der Blutvergiftung beteiligt ist.

Interessanterweise führen bereits leichte Senkungen des Zinkspiegels im Serum zu Überempfindlichkeitsreaktionen vom verzögerten Typ. Tierexperimentelle Untersuchungen haben ergeben, dass Zinkmangel u.a. durch eine Dysregulation der Zytokinexpression die Entwicklung der oralen Toleranz unterdrückt und in diesem Zusammenhang zur Entstehung mukosaler Entzündungen und Schädigungen im Darm führt. In physiologischen Konzentrationen hemmt Zink die Histaminfreisetzung aus humanen Basophilen und Lungenmastzellen. Tierexperimentelle Untersuchungen deuten darauf hin, dass Zink im Gastro-Intestinaltrakt antianaphylaktische Eigenschaften entfaltet.

Im Darmtrakt ist Zink Bestandteil der Verdauungsenzyme Carboxypeptidase und

Aminopeptidase, die für die Spaltung von Nahrungsproteinen benötigt werden. Ferner spielt Zink für die Integrität der Darmschleimhaut eine essenzielle Rolle. Verschiedene Studien belegen, dass Zink die intestinale Epithelzellregeneration fördert und einer erhöhten Darmpermeabilität entgegen wirkt. Grundlage hierfür liefern die antiinflammatorischen und antioxidativen Eigenschaften ebenso wie die Beteiligung von Zink an Prozessen der Nukleinsäuren- und Eiweißsynthese. Zudem besitzt Zink eine enge Beziehung zum Epithelschutz-Vitamin A (s.o.). Vitamin A kann seine biologischen Wirkungen erst entfalten, wenn es mit Hilfe von Zink aus seinem Speicherorgan Leber freigesetzt und zu den Orten des Bedarfs transportiert worden ist.

Zink weist damit ein breites Spektrum von immunologischen und gastrointestinalen Wirkungen auf, welches eine zusätzliche Anwendung bei Nahrungsmittelallergien sinnvoll macht. Insbesondere bei Patienten mit chronisch-entzündlichen Darmerkrankungen sollte an eine Zinksupplementierung gedacht werden. Chronisch entzündliche Darmerkrankungen gehen häufig mit einer erhöhten intestinalen Permeabilität einher, die den Boden für die Ausbildung von Nahrungsmittelallergien bilden kann. Gleichzeitig weisen die Betroffenen nicht selten ein Zinkdefizit auf. In einer Studie an Patienten mit M. Crohn konnte durch eine Zinksupplementation der Krankheitsverlauf positiv beeinflusst werden, indem eine Normalisierung der Darmpermeabilität erzielt und Rückfällen vorgebeugt wurde.

5 Sekundäre Pflanzenstoffe

5.1 Quercetin

Quercetin ist ein zur Gruppe der sekundären Pflanzenstoffe gehörendes Flavonoid. Es ist ubiquitär in pflanzlicher Nahrung enthalten und kommt in der Natur meist glykosidisch gebunden (z. B. in Form von Rutin) vor. Von den über 4000 bekannten Flavonoiden weist insbesondere Quercetin ein Wirkspektrum auf, welches eine Anwendung bei Nahrungsmittelallergien nahe legt. Neben immunmodulierenden Eigenschaften besitzt es antientzündliche, mukosaprotektive und antioxidative Effekte.

Immunmodulation

Quercetin besitzt eine Reihe immunmodulierender Wirkungen (Tab. 11). Besonders beachtenswert ist der Einfluss auf das allergische Geschehen. Quercetin weist eine strukturelle Ähnlichkeit mit dem pharmakologisch genutzten Mastzellstabilisator Cromoglycinsäure auf. Untersuchungen haben gezeigt, dass Quercetin die Antigen-induzierte Histaminsekretion aus intestinalen Mastzellen hemmt. Zudem war es in der Lage, die anaphylaktisch bedingte Kontraktion des Darmmuskels dosisabhängig abzuschwächen.

Tab. 11: Immunmodulatorische Wirkmechanismen von Quercetin (nach Watzl, Leitzmann 1995)

- hemmt das Wachstum von Lymphozyten
- beeinträchtigt Verarbeitung und Präsentation von Antigenen durch Makrophagen
- verringert Interleukin-2-Sekretion und Interleukin-2-Rezeptor-Expression
- hemmt zytotoxische T-Lymphozyten
- hemmt die Aktivität der Natürlichen Killerzellen
- hemmt die Histaminfreisetzung aus Mastzellen

Antioxidative Eigenschaften

Flavonoide sind aufgrund ihrer chemischen Struktur sowohl in wasser- als auch in fettlöslichen Kompartimenten antioxidativ wirksam. Quercetin gehört zu den stärksten Antioxidanzien unter den Flavonoiden. Es hemmt die Autoxidation mehrfach ungesättigter Fettsäuren, die einen wesentlichen Bestandteil der Zellmembranlipide bilden.

Entzündungshemmung

Quercetin greift hemmend in den Arachidonsäurestoffwechsel und die Synthese entzündungsfördernder Prostaglandine ein.

Schleimhautschutz

Tierexperimentelle Studien weisen darauf hin, dass Rutin im Darm mukosaprotektive Wirkungen entfaltet. Es führt oral verabreicht bei der künstlich induzierten Colitis zu einer Verringerung der Gewebeschädigung. Dieser Effekt beruht vermutlich darauf, dass Quercetin in der Lage ist, eine mukosale Glutathion-Depletion zu verhindern. Hierdurch können die oxidativ bedingten Darmschädigungen, die das Bild einer entzündlichen Darmerkrankung charakterisieren, reduziert werden. Ältere klinische Untersuchungen haben gezeigt, dass Zitrusflavonoide zur Abheilung von Duodenalulcera beitragen.

5.2 Curcumin

Curcumin ist ein Polyphenol, das im ätherischen Öl der Gelbwurz enthalten ist. Im Lebensmittelbereich wird Curcumin als Bestandteil von Curry-Gewürzmischungen und als Farbstoff verwendet. Curcumin ist aber auch aus pharmakologischer Sicht interessant. Bekannt ist v.a. seine choleretische Wirkung. Verschiedene Untersuchungen sprechen zudem dafür, dass Curcumin antientzündliche und antiallergische Wirkungen entfaltet, die v.a. im Gastrointestinaltrakt zum Tragen kommen.

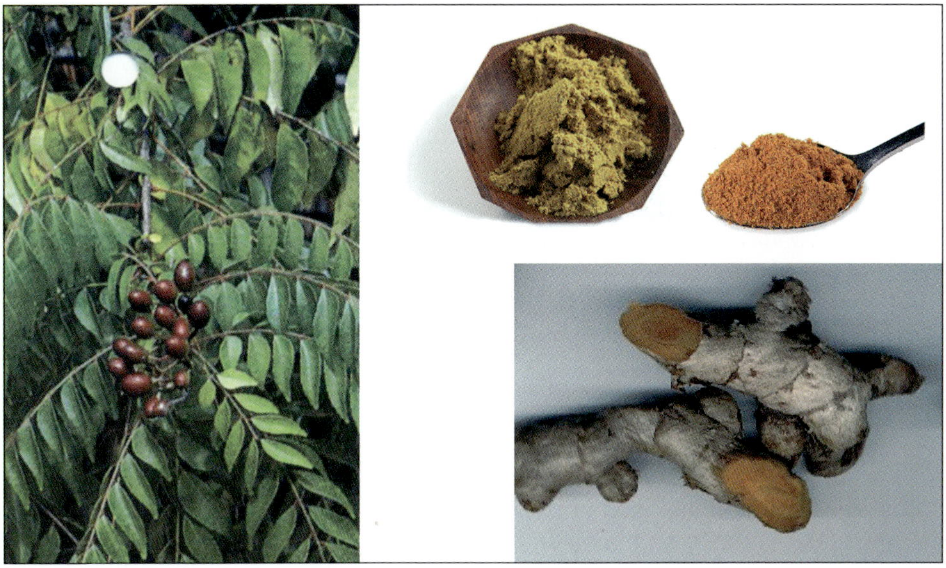

Abb. 21: links Curry-Blätter, rechts unten Gelbwurz, oben Curry-Pulver

In diesen Studien wurde zum einen eine Hemmung der Enzyme Cyclooxygenase-2 und Lipoxygenase und eine hierdurch bedingte Verringerung proinflammatorischer Prostaglandine und Leukotriene durch Curcumin gemessen. Zum anderen wurden regulatorische Wirkungen auf den Zytokinstoffwechsel beobachtet. Proinflammatorische Zytokine wie v.a. TNF-α und IL-1 sind bei chronisch-entzündlichen Darmerkrankungen an einer Erhöhung der intestinalen Permeabilität und mukosalen Entzündungsprozessen beteiligt. In einer in-vitro Studie war Curcumin in der Lage, den TNF-α bedingten Anstieg der intestinalen Permeabilität zu hemmen. Bei Ratten mit künstlich induzierter Colitis konnte durch Zugabe von Curcumin zum Futter histologisch ein Rückgang der Schleimhautentzündung gezeigt werden, der vermutlich mit einer Suppression erhöhter IL-1-Spiegel in Zusammenhang steht. Auch in einer klinischen Pilotstudie an Patienten mit M. Crohn führte die Anwendung von Curcumin zu einer Verbesserung des Krankheitsbildes.

Darüber hinaus konnte in zahlreichen Versuchsmodellen eine Hemmung der Lipidperoxidation und damit eine membranschützende Wirkung des Curcumins nachgewiesen werden.

In tierexperimentellen Untersuchungen führte eine Curcumin-Zugabe zum Futter zudem zu einer Reduktion der IgE-vermittelten intestinalen Mastzelldegranulation. Eine Anwendung von Curcumin könnte entsprechend dieses speziellen Wirkspektrums insbesondere bei Patienten mit chronisch-entzündlichen Darmerkrankungen von Vorteil sein, um durch eine Verbesserung der intestinalen Permeabilität und mukosalen Entzündung allergische Prozesse zu verhindern.

Curcumin besitzt offensichtlich eine gute Verträglichkeit. In mehreren Humanstudien haben sich bislang Dosierungen von 1.125-2.500 mg/d als sicher erwiesen. In einer kleineren Studie wurden selbst bei Anwendung von bis zu 8.000 mg/d über einen Zeitraum von drei Monaten keine toxischen Wirkungen festgestellt. Allerdings sind bei Curcumin Wechselwirkungen mit verschiedenen Medikamenten, wie z.B eine Wirkungsabschwächung mancher Zytostatika und eine Wirkungsverstärkung von Antikoagulanzien, nicht auszuschließen.

6 Chondroitinsulfat

Chondroitinsulfat ist ein saures Mucopolysaccharid (Glykosaminoglykan), welches bislang als Chondroprotektivum bei degenerativen Gelenkerkrankungen eingesetzt wird. Neuere Untersuchungen deuten darauf hin, dass diese orthomolekulare Substanz ein effektives Antiallergikum zur Anwendung bei Nahrungsmittelallergien sein könnte.

Bei den sauren Mucopolysacchariden (sMPS) handelt es sich um eine Gruppe spezieller langkettiger Kohlenhydrate, die an Proteine gebunden, einen bedeutenden Bestandteil der Bindegewebsgrundsubstanz darstellen. V. a. Knorpel, Knochen, Haut und Blutgefäße sind reich an sMPS. Auch die Schleimschicht der Darmmukosa enthält als einen Hauptbestandteil sMPS. sMPS besitzen eine Gleit- und Schutzwirkung. Sie sind an der Regulation des Stoffaustausches und des Wasserhaushaltes beteiligt.

Chondroitin wirkt mukosaprotektiv und antiallergisch.

Im Darm kommt es unter dem Einfluss pathogener Reizfaktoren zu einer Steigerung des sMPS-Stoffwechsels. Zum Beispiel konnte bei einer Entzündung der Intestinalmukosa eine Erhöhung der sMPS-Synthese beobachtet werden, die als kompensatorischer Mechanismus für die Restauration der Intestinalmukosa interpretiert wird. Bereits früher wurde vermutet, dass mit einer solchen Stoffwechselsteigerung ein beschleunigter Umsatz und Anstieg der Harnausscheidung an sMPS einhergeht, der in eine Verarmung des Gewebes an diesen Schutzsubstanzen einmünden könnte. Es ist daher vorstellbar, dass durch eine Supplementierung mit sMPS bzw Chondroitin ein positiver Einfluss auf die Integrität der Darmschleimhaut erzielt werden kann. Interessanterweise gibt es Berichte, wonach durch die Anwendung von Haifischknorpel, der reich an sMPS ist, intestinale Entzündungsprozesse gelindert werden können.

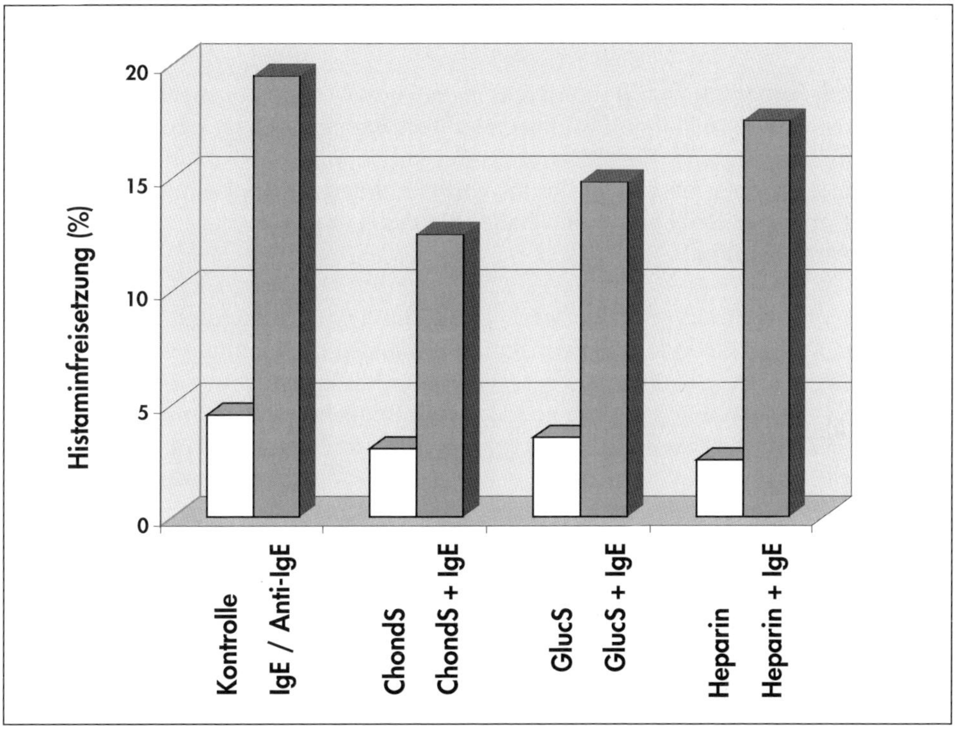

Abb. 22: Hemmwirkung von Chondroitinsulfat (ChondS), Glucosaminsulfat (GlucS) und 0,1 mM Heparin auf Anti-IgE-induzierte Histaminfreisetzung bei gereinigten peritonealen Mastzellen der Ratte

Neben ihrer Funktion als Bestandteil der Schleimschicht konnte vor einigen Jahren eine weitere Wirkung von Chondroitinsulfat aufgedeckt werden. Zellversuche zeigten, dass Chondroitinsulfat zu den wenigen Substanzen gehört, die eine Mastzellaktivierung und Histaminfreisetzung hemmen (Abb. 22). Schon damals wurde ein potenzieller klinischer Einsatz zu diesem Zweck in Erwägung gezogen. Aktuelle tierexperimentelle Studien bestätigen den Ansatz. Sie haben gezeigt, dass die orale Verabreichung von Chondroitinsulfat die Antigen-spezifische IgE-Produktion signifikant hemmt und die Serum-Histaminwerte senkt. Chondroitinsulfat könnte damit in zweierlei Hinsicht für Nahrungsmittelallergiker interessant sein, zum einen als Substrat zur Regeneration des Darmschleims und aufgrund seiner direkten antiallergischen Wirkung.

7 Phosphatidylcholin (Lezithin)

Phosphatidylcholin (Lezithin) ist ein wichtiges Phospholipid des menschlichen Körpers. Es wird für den Aufbau biologischer Membranen benötigt und ist damit wesentlich für die Integrität der Zelle und ihrer subzellulären Strukturen verantwortlich. Im Blut ist Phosphatidylcholin das vorherrschende Phospholipid der Lipoproteine. Als obligater Bestandteil der Gallenflüssigkeit ist es an der Emulgierung der Nahrungsfette beteiligt.

Im Gastrointestinaltrakt ist Phosphatidylcholin ein Hauptbestandteil der die Darmschleimhaut überziehenden Schleimschicht. Es festigt den Schleim und trägt zu einer wirkungsvollen Schleimbarriere bei. Wissenschaftler der Universität Heidelberg haben kürzlich gezeigt, dass Phosphatidylcholin aktiv in den intestinalen Schleim sezerniert wird. Dieser Vorgang findet v.a. im Ileum statt. Von hier wandert der an Phosphatidylcholin reiche Schleim kontiniuierlich ins Kolon bis zum Rektum. Bei Patienten mit Colitis ulcerosa ist die Phosphatidylcholin-Konzentration im rektalen Schleim verringert. Dadurch wird die Schleimbarriere beeinträchtigt. Bakterien, Toxine und andere Makromoleküle können die Darmwand leichter angreifen und entzündliche Prozesse in Gang setzen. Aufgrund dieser Überlegungen wurde von den Heidelberger Wissenschaftlern eine randomisierte, Plazebo-kontrollierte Doppelblind-Studie durchgeführt, in der man Patienten mit Colitis ulcerosa über einen Zeitraum von drei Monaten ein spezielles mikroverkapseltes Phosphatidylcholin (6 g/d) verabreicht hat, welches erst im distalen Ileum freigesetzt wird. Das retardierte Phosphatidylcholin führte endoskopisch zu einer Abnahme der entzündlichen Aktivität, die Stuhlfrequenz ging zurück, die Stuhlkonsistenz wurde besser, Blutbeimengungen nahmen ab, das Allgemeinbefinden wurde besser. Nebenwirkungen traten nicht auf.

Lezithinmangel beeinträchtigt die intestinale Schleimbarriere.

Darüber hinaus trägt Phosphatidylcholin offensichtlich auch an anderen Stellen des Gastrointestinaltraktes zur Aufrechterhaltung einer normalen Schleimbarriere bei. Experimentelle Studien belegen, dass Phosphatidylcholin in der Lage ist, die gastrointestinalen Nebenwirkungen nichtsteroidaler Antirheumatika abzuschwächen ohne deren pharmakologische Wirkung zu beeinträchtigen Zudem konnte in experimentellen Untersuchungen durch Phosphatidylcholin die Entwicklung stressbedingter Läsionen der Magenschleimhaut verhindert werden. Eine Supplementierung mit Phosphatidylcholin könnte daher nicht nur für Patienten mit Colitis ulcerosa, sondern möglicherweise auch allgemein zur Verbesserung der Schleimbarriere und damit zur Verhinderung einer erhöhten Antigenkonfrontation der Darmzellen sowie mukosaler Entzündungsprozesse von Nutzen sein.

8 Aminosäuren / Peptide

Aminosäuren besitzen außer ihrer Funktion als Proteinbaustein eine Vielzahl weiterer Wirkungen im Organismus. Einige von ihnen weisen spezielle immunologische und mukosaprotektive Effekte auf, die auf einen möglichen günstigen Einfluss bei Nahrungsmittelallergien schließen lassen. Hierzu gehören v.a. Glutamin, Tryptophan, Glycin und das Tripeptid Glutathion.

8.1. Glutamin

Glutamin ist eine konditionell essenzielle Aminosäure. Der wichtigste Speicher für Glutamin ist der Skelettmuskel, der auch die höchsten intrazellulären Konzentrationen an dieser Aminosäure besitzt. Der Dünndarm weist den stärksten Verbrauch an Glutamin auf, da die Enterozyten des Intestinalepithels Glutamin als Hauptenergiequelle nutzen. Auch die Immunzellen sind auf eine ausreichende Glutaminversorgung angewiesen. Sie benötigen die Aminosäure ebenfalls als Energiequelle, aber auch für die Nukleotidsynthese.

Bei katabolem Stress (z. B. Operationen, Traumen) können die intrazellulären Glutaminkonzentrationen stark abfallen, so dass eine Supplementierung nötig wird. Untersuchungen an Patienten mit ausschließlicher parenteraler Ernährung haben gezeigt, dass eine fehlende Zufuhr von Glutamin zu einer Atrophie der Mukosa und Erhöhung der Darmpermeabilität führt. Eine mit Glutamin angereicherte parenterale Ernährung konnte die mukosale Atrophie rückgängig machen und die intestinale Permeabilität normalisieren. Bei experimentell ausgelöster Hyperpermeabilität verbessert Glutamin die Darmbarrierefunktion und Immunaktivität im Darm. Zu den Erkrankungen, die durch eine erhöhte intestinale Permeabilität charakterisiert sind und bei denen eine Glutamin-Supplementation sinnvoll sein kann, gehören neben Colitis ulcerosa und M. Crohn auch Nahrungsmittelallergien.

8.2. Tryptophan

Die essenzielle Aminosäure Tryptophan ist neben ihrer Funktion als Proteinbaustein v.a. als Precursor des Neurotransmitters Serotonin bekannt. Darüber hinaus scheint Tryptophan für die Barrierefunktion des Darms von Bedeutung zu sein. Untersuchungen an Ratten haben ergeben, dass Tryptophan eine orale Sensibilisierung gegenüber Ovalbumin abschwächt indem es vermutlich die Resorption von Ovalbumin im Darm hemmt. Eine unzureichende Verfügbarkeit von Tryptophan im Magen-Darmtrakt könnte sich dementsprechend allergiebegünstigend auswirken.

Interessanterweise kann es bei Kohlenhydratunverträglichkeiten (Laktoseintoleranz, Fruktosemalabsorption) zu einer solchen Situation kommen. In beiden Fällen bilden die Zucker im Darm mit Tryptophan Komplexverbindungen, die physiologisch nicht mehr genutzt werden können (s. Kap. A - 6.5). Treten Nahrungsmittelallergien und Kohlenhydratunverträglichkeiten gleichzeitig auf, könnte daher eine Supplementation mit Tryptophan sinnvoll sein. Die Dosis sollte sich im physiologischen Bereich befinden, da offensichtlich auch zu hohe, supraphysiologische Tryptophankonzentrationen im Darmlumen nachteilige Wirkungen haben können und möglicherweise ebenfalls zu einem Verlust der intestinalen Barrierefunktion und vermehrtem Einstrom von Nahrungsmittelantigenen führen.

Offensichtlich stören zu niedrige und zu hohe Tryptophan-Konzentrationen im Darm die intestinale Barrierefunktion.

8.3 Glycin

Die nichtessenzielle Aminosäure Glycin übernimmt ein breites Spektrum von Aufgaben im menschlichen Organismus. Sie ist ein häufiger Proteinbaustein und darüber hinaus an der Synthese zahlreicher physiologisch bedeutsamer Verbindungen wie Glutathion, Purine, Porphyrine, Cholin, Kreatin und Gallensäuren beteiligt. In Bezug auf eine mögliche Nutzung bei allergischen Erkrankungen sind v.a. ihre antioxidativen, immunmodulatorischen und entzündungshemmenden Eigenschaften von Interesse. In verschiedenen Versuchsmodellen konnte gezeigt werden, dass Glycin die Freisetzung wichtiger Entzündungsmediatoren abschwächt. So ist Glycin im Tierversuch in der Lage, bei verschiedenen entzündlichen Erkrankungen (Colitis, Arthritis, Hepatitis) den Anstieg proinflammatorischer Zytokine wie den Tumor-Nekrose-Faktor-α zu hemmen. Zudem wird durch Glycin die Bildung proinflammatorischer Eikosanoide (Prostaglandin E2, Leukotrien B4) reduziert.

Das therapeutische Potenzial von Glycin wird in den letzten Jahren zunehmend erkannt, jedoch vermutlich längst noch nicht ausgeschöpft. Wenn man davon ausgeht, dass eine wesentliche Bedeutung von Glycin in seiner Fähigkeit besteht, entzündliche Prozesse herunterzufahren, könnte sich eine Anwendung bei Allergien als sinnvoll erwiesen. Erste Hinweise hierfür liefert eine Studie, in der gezeigt wurde, dass höhere Plasma-Glycinspiegel mit einem reduzierten Asthma-Risiko assoziiert sind.

8.4 Glutathion

Das Tripeptid Glutathion ist einer der wichtigsten Schutzfaktoren des menschlichen Organismus gegen oxidativen Stress. Es dient zur Aufrechterhaltung eines normalen Redoxpotenzials der Zelle und zur Abwehr radikalisch und toxisch induzierter

Gewebeschäden. Im Zusammenhang mit allergisch-entzündlichen Vorgängen im Magen-Darm-Trakt sind v.a. die mukosaprotektiven Eigenschaften des Glutathions relevant.

Die Mukosazellen des Gastrointestinaltraktes sind reich an Glutathion, wobei die höchsten Konzentrationen im Duodenum zu finden sind. Glutathion schützt die Magen-Darmschleimhaut indem es die Mukuszusammensetzung durch Regulierung des Thiol/Disulfid-Verhältnisses stabilisiert. Ferner fungiert es direkt als Scavenger freier Radikale im Gastrointestinaltrakt und im Darmlumen anfallender toxischer Verbindungen. Als Coenzym der in den Epithelzellen der Mukosa lokalisierten Glutathion-Peroxidase verhindert es die Anreicherung von toxischen Peroxiden (Wasserstoffperoxid, Lipidhydroperoxide) und schützt hierdurch Membranen der Darmzellen vor oxidativer Zerstörung.

Eine Verringerung der Glutathion-Konzentration in der Magen-Darmschleimhaut wie sie durch Alkohol, Rauchen, Medikamente (nichtsteroidale Antirheumatika, Zytostatika) oder chronisch-entzündliche Darmerkrankungen auftreten kann, steht offenbar in direktem Zusammenhang mit der Entstehung gastrointestinaler Schleimhautläsionen und damit einer Beeinträchtigung der Barrierefunktion des Darms. In tierexperimentellen Untersuchungen konnten verminderte Glutathion-Konzentrationen der Darmmukosa durch die orale Verabreichung des Glutathion-Precursors N-Acetylcystein angehoben werden. NAC wird nach seiner Resorption deacetyliert, wodurch Cystein freigesetzt wird. Cystein ist der geschwindigkeitsbestimmende Faktor für die endogene Glutathionsynthese.

NAC bei Allergien ist ein zweischneidiges Schwert: Es erhöht die Glutathionspiegel, hemmt aber den Abbau von Histamin.

Einschränkend anzumerken ist, dass NAC gleichzeitig als Hemmstoff der Diaminoxidase (DAO) wirkt und damit den Abbau von Histamin hemmt. Eine Anwendung von NAC bei Immunreaktionen gegen Nahrungsmittel ist daher von der individuellen Situation abhängig. Bei gleichzeitig vorliegender Histaminintoleranz ist Vorsicht geboten.

Ein weiterer Vitalstoff, der als Glutathion-Precursor eingesetzt wird, ist S-Adenosylmethionin (SAM). SAM ist die stoffwechselaktive Form der Aminosäure Methionin. Interessant an SAM ist insbesondere, dass es nicht wie z. B. NAC nur zur Erhöhung der Glutathionsynthese führt, sondern darüber hinaus zu einer physiologischen Verteilung des Glutathions innerhalb der Zelle beiträgt. Bei einer Supplementierung mit SAM ist zu berücksichtigen, dass SAM im Stoffwechsel in Homocystein überführt wird. Wichtig ist daher, gleichzeitig auf eine ausreichende Versorgung mit Folsäure und Vitamin B_{12} zu achten.

Literaturverzeichnis

Belmiro CL, Souza HS, Elia CC, Castelo-Branco MT, Silva FR, Machado RL, Pavao MS: Biochemical and immunohistochemical analysis of glycosaminglycans in inflamed and non-inflamed intestinal mucosa of patients with Crohn's disease. Int J Colorectal Dis 20 (4), 2005, 295-304

Bengmark S: Curcumin, an atoxic antioxidant and natural NF kappaB, cyclooxygenase-2, lipooxygenase, and inducible nitric oxide synthase inhibitor: a shield against acute and chronic diseases. JPEN J Parenter Enteral Nutr 30 (1), 2006, 45-51

Bland J: Bioflavonoids. Keats Publishing Inc., New Canaan 1984

Bomba A, Nemcova R, Gancarcikova S, Herich R, Pistl J, Revajova V, Jonecova Z, Bugarsky A, Kevcut M, Kastel R, Baran M, Lazar G, Hluchi M, Marsalkova S, Posivak J: The influence of omega-3 polyunsaturated fatty acids (omega-3 pufa) on lactobacilli adhesion to the intestinal mucosa and on immunity in gnotobiotic piglets. Berl Munch Tierarztl Wochenschr 116 (7-8), 2003, 312-6

Broadfield EC, McKeever TM, Whitehurst A, Lewis SA, Lawson N, Britton J, Fogarty A: A case-control study of dietary and erythrocyte membrane fatty acids in asthma. Clin Exp Allergy 34 (8), 2004, 1232-6

Calder PC, Grimble RF: Polyunsaturated fatty acids, inflammation and immunity. Eur J Clin Nutr 56 (suppl 3), 2002, S14-S19

Cario E, Jung S, Harder D'Heureuse J, Schulte C, Sturm A, Wiedenmann B, Goebell H, Dignass AU: Effects of exogenous zinc supplementation on intestinal epithelial repair in vitro. Eur J Clin Invest 30 (5), 2000, 419-28

Chainani-Wu N: Safety and anti-inflammatory activity of curcumin: a component of tumeric (Curcuma longa). J altern Complement Med 9 (1), 2003, 161-8

Chen P, Soares AM, Lima AA, Gamle MV, Schorling JB, Conway M, Barret LJ, Blaner WS, Guerrant RL: Association of vitamin A and zinc status with altered intestinal permeability: analyses of cohort data from northeastern Brazil. J Health Popul Nutr 21 (4), 2003, 309-15

Clemetson CA: Histamine and ascorbic acid in human blood. J Nutr 110 (4), 1980, 662-8

Cruz T, Galvez J, Ocete MA, Crespo ME, Sanchez de Medina L-H F, Zarzuelo A: Oral administration of rutoside can ameliorate inflammatory bowel disease in rats. Life Sci 62 (7), 1998, 687-95

Dardenne M: Zinc and immune function. Eur J Clin Nutr 56 (suppl 3), 2002, S20-S23

Darmon N, Pelissier MA, Candalh C, Chappuis P, Blaton MA, Albrecht R, Desjeux JF, Heyman M: Zinc and intestinal anaphylaxis to cow's milk proteins in malnourished guinea pigs. Pediatr Res 42 (2), 1997, 208-13

Ehehalt R, Wagenblast J, Erben G, Lehmann WD, Hinz U, Merle U, Stremmel W: Phosphatidylcholine and lysophosphatidylcholine in intestinal mucus of ulcerative colitis patients. A quantitative approach by nanoElectrospray-tandem mass spectrometry. Scand J Gastroenterol 39 (8), 2004, 737-42

Endres S, von Schcky C: n-3 Polyunsaturated fatty acids and human cytokine synthesis. Curr Opinion Lipidology 7, 1996, 48-52

Fabia R, Ar'Rajab A, Willen R, Andersson R, Ahren B, Larsson K, Bengmark S: Effects of phosphatidylcholine and phosphatidylinositol on acetic-acid-induced colitis in rat. Digestion 53 (1-2), 1992, 35-44

Fanning MJ, Macander P, Drzewiecki G, Middleton E Jr.: Quercetin inhibits anaphylactic contraction of guinea pig ileum smooth muscle. Int Arch Allergy Appl Immunol 71 (4), 1983, 371-3

Fidanaza A, Floridi S, Lenti L: Panthenol and glucocorticoids. Bolletino della Societa italiana di biologia sperimentale 57 (18), 1981, 1869-72

Finamore A, Roselli M, Merendino N, Nobili F, Vignolini F, Mengheri E: Zinc deficiency suppresses the development of oral tolerance in rats. J Nutr 133 (1), 2003, 191-8

Fogarty A, Broasfield E, Lewis S, Lawson N, Britton J: Amino acids and asthma: a case-control study. Eur Respir J 23 (2004) 565-8

Friedrich W: Handbuch der Vitamine. Urban & Schwarzenberg, München • Wien • Baltimore 1987

Galvez J, Cruz T, Crespo E, Ocete MA, Lorente MD, Sanchez de Medina F, Zarzuelo A: Rutoside as mucosal protective in acetic acid-induced rat colitis. Planta Med 63 (5), 1997, 409-14

Halevy O, Sklan D: Inhibition of arachidonic acid oxidation by beta-carotene, retinol and alpha-tocopherol. Biochim Biophys Acta 918 (3), 1987, 304-7

Head K, Jurenka J: Inflammatory Bowel Disease Part II: Crohn's Disease - Pathophysiology and Conventional and Alternative Treatment Options. Altern Med Rev 9 (4), 2004, 360

Holt PR, Katz S, Kirshoff R: Curcumin therapy in inflammatory bowel disease: a pilot study. Dig Dis Sci 50 (11), 2005, 2191-3

Isolauri E, Sütas Y, Kankaanpää P, Arvilommi H, Salminen S: Probiotics: effects on immunity. Am J Clin Nutr 73 (suppl), 2001, 444S-50S

Jian YT, Wang JD, Mai GF, Zhang YL, Lai ZS: Modulation of intestinal mucosal inflammatory factors by curcumin in rats with colitis. Di Yi Jun Yi Da Xue Xue Bao 24 (12), 2004, 1353-8

Johnston CS, Martin LJ, Cai X: Antihistamine effect of supplemental ascorbic acid and neutrophil chemotaxis. J Am Coll Nutr 11 (2), 1992, 172-6

Johnston CS, Solomon RE, Corte C: Vitamin C depletion is associated with alterations in blood histamine and plasma free carnitine in adults. J Am Coll Nutr 15 (6), 1996, 586-91

Ju HR, Wu HY, Nishizono S, Sakono M, Ikeda I, Sugano M, Imaizumi K: Effects of dietary fats and curcumin on IgE-mediated degranulation of intestinal mast cells in brown Norway rats. Biosci Biotechnol Biochem 60 (11), 1996, 1856-60

Kim H, Kwack K, Kim DY, Ji GE: Oral probiotic bacterial administration suppressed allergic responses in an ovalbumin-induced allergy mouse model. FEMS Immunol Med Microbiol 45 (2), 2005, 259-67

Kodama M, Kodama T: Vitamin C and the Genesis of autoimmune Disease and Allergy (review). In Vivo (Greece) 9 (3), 1995, 231-8

Laitinen K, Isolauri E: Management of food allergy: vitamins, fatty acids or probiotics? Eur J Gastroenterol & Hepatol 17 (12), 2005, 1305-11

Lane IW, Comac L: Sharks don't get cancer: how shark cartilage could save your life. Avery Publishing Group, New York 1993

Loguercio C, Di Pierro M: The role of glutathione in the gastrointestinal tract: a review. Ital J Gastroenterol Hepatol 31 (1991) 401-7

Lugea A, Salas A, Casalot J, Guarner F, Malagelada JR: Surface hydrophobicity of the rat colonic mucosa is a defensive barrier against macromolecules and toxins. Gut 46, 2000, 515-21

Madara JL, Calson S: Supraphysiologic L-tryptophan elicits cytoskeletal and macromelecular permeability alterations in hamster small intestinal epithelium in vitro. J Clin Invest 87 (2), 1991, 454-62

McCullough FS, Northrop-Clewes CA, Thurnham DI: The effect of vitamin A on epithelial integrity. Proc Nutr Soc 58 2), 1999, 289-93

Miller AL: Therapeutic Considerations of L-Glutamine: A Review of the Literature. Altern Med Rev 4; 4 (1999) 239-48

Miraglia del Giudice M, De Luca MG: The role of probiotics in the clinical management of food allergy and atopic dermatitis. J Clin Gastroenterol 38 (6 suppl), 2004, S84-5

Pearce FL, Befus AD, Bienenstock J: Mucosal mast cells. III. Effect of quercetin and other flavonoids on antigen-induced histamine secretion from rat intestinal mast cells. J Allergy Clin Immunol 73 (6), 1984, 819-23

Quadro L, Gamble MV, Vogel S, Lima AA, Piantedosi R, Moore SR, Colantuoni V, Gottesmann ME, Guerrant RL, Blaner WS: Retinol and retinol-binding protein: gut integrity and circulating immunoglobulins. J Infect Dis 182 (suppl 1), 2000, S97-S102

Reglin F: Glycin als orthomolekularer Bestandteil entgiftender sowie neuro- und immunmodulierender Maßnahmen. J Orthomol Med 14; 1 (2006) 21-32

Reglin F: Lipostabile - Herz-Kreislauf-Prävention und mehr. J Orthomol Med 12 (3), 2004, 239-50

Rohweder J, Runkel N, Fromm M, Schultzke JD, Buhr HJ: Zinc acts as a protective agent on the mucosal barrier in experimental TNBS colitis. Langenbecks Arch Chir Suppl Kongressbd 115 (suppl 1), 1998, 223-7

Roselli M, Finamore A, Garaguso I, Britti MS, Mengheri E: Zinc oxide protects cultured enterocytes from the damage induced by Escherichia coli. J Nutr 133 (12), 2003, 4077-82

Sakai S, Akiyama H, Sato Y, Yoshioka Y, Linhardt RJ, Goda Y, Maitani T, Toida T: Chondroitin sulfate intake inhibits the IgE-mediated allergic response by down-regulating Th2 responses in mice. J Biol Chem 281 (29), 2006, 19872-80

Sirisinha S, Darip MD, Moongkarndi P, Ongsakul M, Lamb AJ: Impaired local immune response in vitamin A-deficient rats. Clin Exp Immunol 40 (1), 1980, 127-35

Slyshenkov VS, Dymkowska D, Wojtczak L: Pantothenic acid and pantothenol increase biosynthesis of glutathione by boosting cell energetics. FEBS Lett 569 (1-3), 2004, 169-72

Stremmel W, Merle U, Zahn A, Autschbach F, Hinz U, Ehehalt R: Retarded release phosphatidylcholine benefits patients with chronic active ulcerative colitis. Gut 54 (7), 2005, 966-71

Sturniolo GC, Di Leo V, Ferronato A, D'Odorico A, D'Inca R: Zinc supplementation tightens „leaky gut" in Crohn's disease. Inflamm Bowel Dis 7 (2), 2001, 94-8

Sturniolo GC, Fries W, Mazzon E, Di Leo V, Barollo M, D'Inca R: Effect of zinc supplementation on intestinal permeability in experimental colitis. J Lab Clin Med 139 (5), 2002, 311-5

Tarasov IuA, Sheibak VM, Moiseenok AG: Adrenal cortex functional activity in pantothenate deficiency and the administration of the vitamin or its derivatives. Voprosy pitaniia 4, 1985, 51-4

Theoharides TC, Bielory L: Mast cells and mast cell mediators as targets of dietary supplements. Ann Allergy Asthma Immunol 93, 2004, S24-S34

Theoharides TC, Patra P, Boucher W, Letourneau R, Kempuraj D, Chiang G, Jeudy S, Hesse L, Athanasiou A: Chondroitin sulphate inhibits connective tissue mast cells. Br J Pharmacol 131 (6), 2000, 1039-49

Umeda C, Sonoyama K, Yamaguchi N, Saito R, Akashi K, Motoshima H, Kawabata J: Oral Administration of Freeze-Dried Kefir Reduces Intestinal Permeation of and Oral Sensitization to Ovalbumin in Mice. Biosci Biotechnol Biochem 69 (1), 2005, 249-51

Vanderhoof JA, Young RJ: Role of probiotics in the mangement of patients with food allergy. Ann Allergy, Asthma Immunol 90 (6 suppl 3), 2003, 99-103

Viljanen M, Kuitunen M, Haahtela T, Juntunen-Backman K, Korpela R, Savilahti E: Probiotic effects on faecal inflammatory markers and on faecal IgA in food allergic atopic eczema/dermatitis syndrome infants. Pediatr Allergy Immunol 16 (1), 2005, 65-71

Vollbracht C, McGregor G: Oxidativer Stress, Allergien und erhöhter Vitamin-C-Bedarf. J Orthomol Med 11 (1), 2003, 68-74

Watanabe J, Kukumoto K, Fukushi E, Sonoyama K, Kawabata J: Isolation of Tryptophan as an Inhibitor of Ovalbumin Permeation and Analysis of Its Suppressive Effect on Oral Sensitization. Biosci Biotechnol Biochem 68 (1), 2004, 59-65

Watzl B, Leitzmann C: Bioaktive Substanzen in Lebensmitteln. Hippokrates Verlag, Stuttgart 1995

Yamashiro Y, Ohtsuka Y, Yabuta K: The regulation of intestinal hypersensitivity reactions to Ovalbumin by omega-3 fatty acid enriched diet: studies of IEL and LPL in mucosal damage. Acta Paediatr Jbn 36 (5), 1994, 550-6

Sachregister

S

T

U

V

X

Z

Anschriften:

Michael Martin
Schöne Aussicht 14
65232 Taunusstein

Dirk-Rüdiger Noschinski
Gartenstr. 2
65812 Bad Soden / Ts.

Felicitas Reglin
Adamstr. 8
50996 Köln

GANZIMMUN
Labor für funktionelle Medizin AG
Hans-Böckler-Straße 109
55128 Mainz
Tel +49 (0) 6131 - 7205 - 0
Fax +49 (0) 6131 - 7205 - 100
www.ganzimmun.de

Ralf Reglin Verlag
Fachverlag für Orthomolekulare Medizin
Adamstr. 8
50996 Köln
Tel +49 (0) 221 - 35 08 648
Fax + 49 (0) 221 - 35 08 649
www.reglinverlag.de